基础医学与临床护理一体化融合教学改革系列教材

血液系统疾病病人护理

U0277159

主 编 曹小萍 章 皓

副主编 陈 群 孙孝君

编 者 （以姓氏笔画为序）

孔玉芬 （鄞州人民医院）

江 群 （鄞州人民医院）

孙孝君 （鄞州人民医院）

岑朝蕾 （鄞州人民医院）

陈 群 （宁波卫生职业技术学院）

罗 艺 （宁波卫生职业技术学院）

柴琼霞 （宁波市医疗中心李惠利医院）

曹小萍 （宁波卫生职业技术学院）

章 皓 （宁波卫生职业技术学院）

ZHEJIANG UNIVERSITY PRESS
浙江大学出版社

图书在版编目(CIP)数据

血液系统疾病病人护理 / 曹小萍,章皓主编. —杭
州：浙江大学出版社，2016.9
ISBN 978-7-308-16160-2

Ⅰ.①血… Ⅱ.①曹…②章… Ⅲ.①血液病—护理
Ⅳ.①R473.5

中国版本图书馆 CIP 数据核字（2016）第 204944 号

血液系统疾病病人护理

曹小萍　章　皓　主编

丛书策划	孙秀丽	
责任编辑		
责任校对	何　瑜	
封面设计	俞亚彤	
出版发行	浙江大学出版社	
	（杭州市天目山路 148 号　邮政编码 310007）	
	（网址：http://www.zjupress.com）	
排　　版	杭州中大图文设计有限公司	
印　　刷	浙江印刷集团有限公司	
开　　本	787mm×1092mm　1/16	
印　　张	7.5	
字　　数	178 千	
版 印 次	2016 年 9 月第 1 版　2016 年 9 月第 1 次印刷	
书　　号	ISBN 978-7-308-16160-2	
定　　价	29.00 元	

目　录

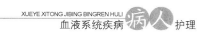

第一章 血 液

⭐ 学习目标

1. 掌握血液的组成及理化特性。
2. 掌握血浆晶体渗透压与胶体渗透压的形成及生理意义。
3. 掌握红细胞、白细胞、血小板的正常值及功能。
4. 掌握血液凝固的基本过程。
5. 掌握 ABO 血型系统的鉴定原理。
6. 掌握交叉配血的试验方法及临床意义。
7. 熟悉血浆蛋白的功能。
8. 熟悉血小板在生理性止血中的作用。
9. 熟悉内源性凝血、外源性凝血的途径及主要区别。
10. 熟悉纤维蛋白溶解的基本过程及生理意义。
11. 熟悉 ABO 血型系统凝集原和凝集素。
12. 了解血浆在维持内环境稳态中的作用。
13. 了解红细胞生成的部位、一般过程。
14. 了解血凝、抗凝、纤溶之间的相互联系。
15. 了解 Rh 血型系统的分型以及在医学上的意义。

血液是由血浆和血细胞组成的一种流体组织，充满于心血管系统中，在心脏的推动下循环流动，实现运输营养物质、维持稳态、保护机体、传递信息及参与神经体液调节等生理功能。因此，血量、血液成分或性质的相对稳定，是生命正常活动的基本条件。

第一节 血量与血细胞比容

一、血量

体内血液的总量称血量，正常人总血量占体重的 7％～8％。一个体重为 60kg 的成

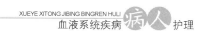

人,其血量为 4.2～4.8L。幼儿体内的含水量较多,血液总量占体重的 10% 以上。人体血液约有 90% 在心血管内循环流动,称循环血量,另有 10% 的血液贮存在肝、肺、肠系膜、皮下静脉等处,称贮存血量。机体在剧烈运动、情绪激动或大量失血时,贮存血量可参与血液循环,以补充循环血量。

二、血细胞比容

从体内抽取全血样本,抗凝处理后,以每分钟 3000 转的速度离心 30min,使血细胞下沉压紧,即可测出血细胞占全血的容积百分比值,称血细胞比容(hematocrit value,HCT)。正常时血细胞比容男性为 40%～50%,女性为 37%～48%。由于血细胞中绝大多数是红细胞,故血细胞比容又称红细胞比容。临床中测定红细胞比容有助于了解血液浓缩和稀释的情况,也有助于诊断脱水、贫血和红细胞增多等症状。

失血是引起血量减少的主要原因。失血对机体的危害程度通常与失血速度、失血量及人体功能状态有关,快速失血对机体危害较大。一次失血不超过血量的 10%,一般不会影响健康,如无偿献血等。因为这种失血所损失的水分和无机盐,在 1～2h 内就可从组织液中得到补充;所损失的血浆蛋白质,可由肝脏加速合成而在 1～2 天内得到恢复;所损失的血细胞可由储备血液的释放而得到暂时补充,并由造血器官生成血细胞来逐渐恢复。若是一次急性失血达血量的 20%,生命活动将受到明显影响。倘若一次急性失血超过血量的 30%,则会危及生命。

第二节　血　浆

血浆是血液的液体部分,也是有机体内环境的重要组成部分,血浆成分的改变更多的是受机体其他组织器官的活动和外环境变化的影响。在生理或病理情况下,机体组织器官代谢或功能活动常发生改变,往往会引起血浆成分的变化。

一、血浆的成分

血浆是含多种溶质的复杂的水溶液,其主要成分是水、电解质、小分子有机物、血浆蛋白和 O_2、CO_2 等。

【水和电解质】

水在血浆中占 90%～92%。水是良好的溶剂,对于实现血液的运输功能、调节功能具有重要的作用。电解质包括 Na^+、K^+、Ca^{2+}、Mg^{2+}、Cl^-、HCO_3^-、HPO_4^{2-} 等。绝大多数电解质呈离子化状态,其中阳离子主要是 Na^+,阴离子主要是 Cl^-、HCO_3^-。它们在形成血浆晶体渗透压、缓冲酸碱平衡、维持神经肌肉兴奋性等方面具有重要作用。

前　言

　　根据《国家中长期教育改革和发展规划纲要(2010—2020年)》《教育部关于"十二五"职业教育教材建设的若干意见》等文件精神,在第三代医学教育改革背景下,高等护理职业教育必须以医院临床护理实际工作需要为中心,以就业为导向,以岗位任务引领教学实践,尽快将岗位职业能力要求反映到教学中,才能培养出临床护理岗位所需要的合格人才。宁波卫生职业技术学院根据医学整合趋势,借鉴国际护理教育理念,探索按"人体系统"来设置课程体系,将基础医学课程与临床护理课程进行纵向一体化融合,即将人体解剖学、组织胚胎学、生理学、病理学、药理学等基础医学课程与内科护理、外科护理、妇产科护理、五官科护理、传染病护理等临床护理课程进行优化整合、有机重组,开发了13门以岗位胜任力为基础的一体化融合课程。通过淡化学科意识,加强基础医学课程与临床护理课程的联系,培养学生的整体思维能力,使学生学有所用,将在培养高素质技术技能型护理专业人才中发挥重要的作用。

　　《血液系统疾病病人护理》是基础医学与临床护理一体化融合教学改革系列教材之一,是在适应护理课程改革的需要,以能力为本位,坚持理论教学为临床护理实践服务的背景下编写的。为提高编写质量,让内容更贴近临床护理实践,我们邀请了临床一线护理专家共同参与编写。本教材共分四部分,包括血液系统基础医学知识、作用于血液及造血系统的药物、血液系统疾病患者的护理、常见血液系统诊疗技术及护理等。本书具有以下主要特色:

　　1. 以岗位胜任为导向,整体护理为方向,护理程序为框架,依据护理的"工作任务与职业能力分析",围绕护士执业考试的大纲选择内容,按照护理工作过程的逻辑顺序(即护理评估、护理诊断、护理目标、护理措施、护理评价)组织教材的编写内容,使理论与实践统一,课堂教学与临床护理实际需求相对接。

　　2. 充分考虑高职学生特点,每一章均有学习目标、情景导入、知识链接、练习与思考等栏目,有助于学生对知识的理解、运用和迁移,培养学生分析问题和解决问题的能力。

　　3. 紧跟医学科学的发展,吸收了护理学发展的最新成果,更新或增加实际工作中的新理论、新技术。

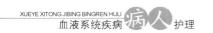

本教材是我们改革护理专业教学内容的一种尝试。在编写过程中,参考了许多基础医学和护理学方面的相关参考书,在此表示感谢!

由于编者水平有限,在内容编排取舍以及文字上一定存在欠妥甚或错误之处,敬请读者指正。

曹小萍

2016 年 5 月

【血浆蛋白】

血浆中蛋白质占 6%～8%，主要有清蛋白、球蛋白和纤维蛋白原。其中用电泳法可将球蛋白再区分为 α_1-、α_2-、β-、γ-球蛋白等，正常成人血浆蛋白浓度为 65～85g/L，其中清蛋白（A）为 40～48g/L、球蛋白（G）为 15～30g/L，A/G 比值为 1.5～2.5。纤维蛋白原为 1～4g/L。由于清蛋白在肝脏合成，当肝功能异常时，A/G 比值下降。

血浆蛋白的生理作用主要有：①形成血浆胶体渗透压；②作为载体运输激素、脂质、代谢产物等小分子物质；③抵御病原微生物和毒素，参与免疫反应；④参与血液凝固和纤维蛋白溶解；⑤营养功能等。

【非蛋白有机物】

血浆非蛋白有机化合物包括含氮化合物和不含氮化合物两大类。

非蛋白含氮化合物主要有氨基酸、尿素、尿酸、肌酸、肌酐等，这些非蛋白含氮化合物中的氮通常又称非蛋白氮（NPN）。正常人血液中 NPN 浓度为 14～25mmol/L，其中 1/3～2/3 为尿素氮。尿素、尿酸、肌酸、肌酐等是蛋白质和核酸的代谢产物，主要经肾排泄。当肾功能不良时，血浆中 NPN 浓度常升高。在感染、高热、消化道出血、严重营养不良等情况下，体内蛋白质代谢增强，都会造成血浆中非蛋白氮明显升高。所以，通过测定血浆中的总非蛋白氮或尿素氮，可以了解肾功能和体内蛋白质代谢的情况。

血浆中不含氮的有机化合物主要是葡萄糖以及各种脂类、酮体、乳酸等。此外，血浆中还含有溶解的气体分子和一些微量物质如酶、维生素、激素等。

二、血浆渗透压

血浆具有多种理化特性，如颜色、比重、黏滞性、酸碱度及渗透压等。

血浆渗透压由无机盐、葡萄糖等小分子物质组成的晶体渗透压（crystalloid osmotic pressure）和由大分子血浆蛋白组成的胶体渗透压（colloid osmotic pressure）两部分构成，正常值约为 300mOsm/kg·H_2O（5000mmHg），其中血浆晶体渗透压占 99% 以上。

【血浆晶体渗透压】

晶体渗透压是形成血浆渗透压的主要部分，主要由 NaCl 等小颗粒物质构成。由于无机盐、葡萄糖等物质的相对分子质量较小，可以自由通过毛细血管壁，所以其血浆浓度与组织液中的浓度相同。细胞膜对水溶性小分子物质通透性不同，大多数晶体物质不能自由透过细胞膜。细胞外液和细胞内液的溶质分子构成虽有差异，两者渗透压却基本相等，通过水分子的移动保持平衡。当血浆晶体渗透压升高时，可吸引红细胞内水分透过细胞膜进入血浆，引起红细胞皱缩。反之，当血浆晶体渗透压下降时，可使进入红细胞内的水分增加，引起红细胞膨胀，甚至红细胞膜破裂而致血红蛋白逸出，引起溶血。由此可见，血浆晶体渗透压保持相对稳定，对于调节细胞内外水分的交换，维持红细胞的正常形态和功能具有重要的作用。

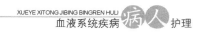

【血浆胶体渗透压】

血浆胶体渗透压正常值约 1.5mOsm/kg·H_2O(25mmHg),主要由血浆蛋白构成,其中清蛋白含量多、相对分子质量相对较小,是构成血浆胶体渗透压的主要成分。由于血浆蛋白相对分子质量较大,难以透过毛细血管壁,而且血液中血浆蛋白浓度远高于组织间液。因此,血浆胶体渗透压明显高于组织液胶体渗透压,能够吸引组织间液的水分透过毛细血管壁进入血液,维持血容量。当血浆蛋白浓度下降,导致血浆胶体渗透压降低时,进入毛细血管的水分减少,易引起水肿。由此可见,血浆胶体渗透压对于调节血管内外水分的交换,维持血容量具有重要的作用。

【等渗溶液与等张溶液】

在临床或实验室工作中,常将与血浆渗透压相等的溶液称为等渗溶液,如 0.9% 氯化钠溶液、5% 葡萄糖溶液、1.9% 尿素溶液等。高于或低于血浆渗透压的溶液,称为高渗溶液或低渗溶液。将能使悬浮于其中的红细胞保持正常形态和体积的盐溶液,称等张溶液。这里所指的"张力"是指溶液中不能透过红细胞膜的颗粒所形成的渗透压。一般而言,将红细胞置于等渗溶液中,可保持其形态正常不至于发生溶血。但红细胞并非在所有的等渗溶液中均可保持完整。如由于 NaCl 不能自由透过红细胞膜,所以 0.9% 氯化钠溶液既是等渗溶液,又是等张溶液。而 1.9% 尿素溶液虽是等渗溶液,但由于尿素分子可自由通过红细胞膜,红细胞置于其中将立即发生溶血,所以 1.9% 尿素溶液不是等张溶液。

第三节　血细胞生理

一、红细胞

【数量和形态】

1.红细胞的数量　正常成年男性为 $(4.5\sim5.5)\times10^{12}/L$,女性为 $(3.8\sim4.6)\times10^{12}/L$。红细胞(red blood cell,RBC)内的主要成分是血红蛋白(hemoglobin,Hb),其正常值成年男性为 120~160g/L,女性为 110~150g/L。新生儿血红蛋白浓度可达 200g/L 以上,出生后 6 个月降至最低,一岁后又逐渐升高,至青春期达到成人范围。若成人红细胞数量或血红蛋白浓度低于正常值的下限,称贫血。

2.红细胞的形态　正常红细胞呈双凹圆碟形,直径约 7~8μm,周边最厚处为 2.5μm,中央最薄处为 1μm。红细胞的这一形态特征,使红细胞的表面积与容积之比大大增加,使红细胞具有可塑变形性、悬浮稳定性和渗透脆性等生理特征,并有利于红细胞实现其生理功能。

<h3>贫血</h3>

贫血是指单位容积外周血中血红蛋白（Hb）浓度、红细胞计数和/或血细胞比容低于相同年龄、性别和地区的正常标准。一般认为在平原地区，成年男性 Hb<120g/L、RBC<4.5×10^{12}/L、HCT<42%；女性 Hb<110g/L、RBC<4.0×10^{12}/L、HCT<37%就可诊断为贫血。由于临床实际工作中，单项指标如红细胞计数不一定能准确地反映贫血的存在及贫血的性质，如缺铁性贫血（属小细胞低色素性贫血）患者，以 Hb 减少为特征，其红细胞的减少程度往往比血红蛋白降低程度轻，而巨幼红细胞性贫血（属大细胞性贫血）患者，以成熟细胞减少，并出现大量幼稚细胞为特征，其红细胞的减少程度往往比血红蛋白降低程度显著。由于红细胞的功能主要是由 Hb 来完成的，因此，在上述三项指标中以 Hb 浓度降低最为重要。

贫血是临床上常见的、由多种不同原因或疾病引起的一种症状，而不是一个独立的疾病。在诊断贫血时由于不同年龄、不同性别、不同海拔和不同地区的人群中，Hb 的浓度各有差异，因而所谓 Hb、RBC、血细胞比容的正常值实际上也是相对而言的。如新生儿的 Hb、RBC、血细胞比容通常比成人高；婴儿、儿童和妊娠期妇女的 Hb 浓度较正常人低；久居高原地区居民的 Hb 浓度较海平面居民高。在某些疾病如低蛋白血症、充血性心力衰竭时，由于血浆容量增加，血液被稀释，Hb 浓度常降低，易被误诊为贫血；而在脱水、大面积烧伤时，由于血液浓缩，Hb 浓度常升高，即使有贫血也不易被发现。所以在诊断贫血时应考虑各种因素的影响，找出病因，针对病因进行防治，才会取得较好的效果。

<h3>【生理特性和功能】</h3>

1. 红细胞的生理特征 红细胞具有通透性、可塑变形性、悬浮稳定性和渗透脆性等生理特征。

（1）红细胞膜的通透性 红细胞膜对物质的通透有严格的选择。水、氧气、二氧化碳及尿素可以自由通过，葡萄糖、氨基酸、负离子（Cl$^-$、HCO$_3^-$）较易通过，而正离子（Ca^{2+}）却很难通过，所以红细胞内几乎没有 Ca^{2+} 存在。至于 Na$^+$、K$^+$ 则需要钠-钾泵的运转。红细胞通过糖酵解和磷酸戊糖旁路从血浆中摄取葡萄糖，产生的能量主要供应膜上 Na$^+$ 泵的活动，另外也用于保持膜的完整性及细胞的双凹碟形。在低温环境下贮存较久的血液其血浆中的 K$^+$ 浓度较高，主要是低温环境下 Na$^+$ 泵的转运被抑制，细胞内 K$^+$ 外溢所造成的。

（2）可塑变形性 红细胞双凹圆碟形的特点，使红细胞可以产生很大的变形，在通过口径小于其直径的毛细血管或血窦孔隙时，红细胞将发生变形，并在通过后恢复原状，这种变形称红细胞可塑变形性。衰老受损的红细胞其变形能力常降低。

（3）悬浮稳定性 红细胞的比重大于血浆，但红细胞在血浆中下沉却较为缓慢，能较长时间保持悬浮状态，这一特征称红细胞的悬浮稳定性（suspension stability）。红细胞悬浮稳定性通常可用红细胞沉降率（erythrocyte sedimentation rate, ESR）来反映。即将抗凝全血置于血沉管中，垂直静置 1h，观察其中血浆层的高度。正常值（魏氏法）第 1 小时末，男性为 0～15mm，女性为 0～20mm。血沉率增加，可表示红细胞悬浮稳定性降低。

红细胞双凹圆碟形的特点，使其表面积与容积之比较大，红细胞与血浆之间产生的摩擦也较大，阻碍了红细胞的下沉。当血浆中球蛋白、纤维蛋白原及胆固醇增多时，易使红细胞彼此以凹面相贴发生叠连，红细胞的表面积与容积之比减小，与血浆之间的摩擦也减小，此时血沉加快。月经期和妊娠期妇女和某些临床疾病如风湿热、结核病、恶性肿瘤患者的血沉常增快。

（4）渗透脆性　红细胞在高渗溶液中，细胞内的水分外移，致使细胞皱缩，正常的形态和功能受到影响。将红细胞放入低渗溶液中，水分就会渗入细胞内，使细胞膨胀，最终导致细胞膜破裂，并释放出血红蛋白，这种现象称为溶血（hemolysis）。

红细胞在低渗溶液中并不一定发生溶血，说明红细胞对低渗溶液有一定的抵抗力。红细胞对低渗溶液的这种抵抗力，称为红细胞渗透脆性（erythrocyte osmotic fragility），简称脆性。脆性与抵抗力呈反比关系，红细胞对低渗溶液抵抗力小，表示脆性大；反之，对低渗溶液抵抗力大，表示脆性小。红细胞膜对低渗溶液所具有的抵抗力越大，红细胞在低渗盐溶液中越不容易发生溶血，即红细胞渗透脆性越小。渗透脆性试验可反映红细胞渗透脆性的大小，正常红细胞在 0.40%～0.45%NaCl 溶液中开始出现部分溶血，在 0.30%～0.35%NaCl 溶液中出现完全溶血。

衰老红细胞的抵抗力较弱，脆性较大；网织红细胞和初成熟的红细胞抵抗力较强，脆性较小。某些化学物质如氯仿、苯、胆盐，某些疾病和细菌等，能使红细胞渗透脆性有所增大，不同程度地引起溶血。

2. 红细胞的功能　红细胞的主要功能是运输 O_2 和 CO_2，红细胞的双凹圆碟形特点使其气体交换的面积较大，由细胞中心到细胞表面的距离较短，有利于红细胞运输气体功能的实现。红细胞运输气体的功能主要是由血红蛋白来完成，血液中的 O_2 约有 98.5% 是以氧合血红蛋白（HbO_2）的形式来运输的。需要指出的是，红细胞运输气体的功能依赖于血红蛋白数量、存在部位和功能的正常与否，如严重贫血者极易引起缺氧。血红蛋白只有存在于红细胞内才能发挥作用，一旦红细胞膜破裂，血红蛋白逸出到血浆中（如溶血），将丧失其运输气体的功能；血红蛋白与 CO 的亲和力是其与 O_2 亲和力的 210 倍，血红蛋白一旦与 CO 结合，将丧失与 O_2 结合的能力。

红细胞内有四对缓冲对（血红蛋白钾盐/血红蛋白、氧合血红蛋白钾盐/氧合血红蛋白、K_2HPO_4/KH_2PO_4、$KHCO_3$/H_2CO_3）能缓冲血液中酸碱度的变化。近年来的研究发现，红细胞能合成某些生物活性物质，如抗高血压因子，对心血管活动具有一定的调节作用。此外，红细胞膜表面存在补体 C3b 受体，能吸附抗原-补体（抗体）形成免疫复合物，由吞噬细胞吞噬，这表明红细胞还参与机体的免疫活动。

【生成与破坏】

1. 红细胞的生成　在机体生长过程的不同阶段，红细胞生成的部位有所不同。胚胎时期分别在卵黄囊、肝、脾和骨髓,出生以后主要在红骨髓造血。随着个体的生长发育,长骨骨干骨髓组织逐渐被脂肪组织填充,只有胸骨、肋骨、髂骨和长骨近端等骨髓组织具有造血功能。若骨髓造血功能受物理(X射线、放射性同位素等)或化学(苯、有机砷、抗肿瘤药、氯霉素等)因素影响而抑制时,将使红细胞和其他血细胞生成减少,引起再生障碍性贫血。

红细胞生成和成熟大致可分为三个阶段,第一阶段是造血干细胞分化为髓系造血干细胞和淋巴系干细胞。髓系造血干细胞具有较强的多向分化能力,可分化为髓系红细胞、粒系、巨核系和单核系造血干细胞;第二阶段是髓系红细胞分化为红系造血祖细胞;第三阶段是红系造血祖细胞经早、中、晚幼红细胞三个阶段,发育为网织红细胞,最后成为成熟的红细胞。在红细胞的生成和成熟过程中,其细胞体积逐渐减小,细胞核逐渐消失,血红蛋白逐渐增加。

红细胞合成血红蛋白所需的原料主要是铁和蛋白质,在发育成熟过程中,需要维生素 B_{12} 和叶酸作为辅酶参与。

(1)铁 铁是合成血红蛋白所必需的原料,成人每天约需 20～30mg 用于血红蛋白的合成,其中约 95% 来自体内铁的再生利用,再利用的铁主要来自衰老破坏了的红细胞。衰老的红细胞被吞噬细胞吞噬后,血红蛋白被分解而释放出血红素中的铁(Fe^{2+}),Fe^{2+} 与血浆中的铁蛋白结合后成为高价铁(Fe^{3+}),聚集成铁黄素颗粒,贮存于吞噬细胞内。合成血红素时,Fe^{3+} 先还原为 Fe^{2+},并与铁蛋白分离,然后与血浆中的转铁蛋白结合,将 Fe^{2+} 转运至幼红细胞合成新的血红素。若食物中长期缺铁(外源性铁缺乏)或长期慢性失血(内源性铁缺乏),均可导致体内缺铁,使血红蛋白合成减少,引起缺铁性贫血,其特征是红细胞色素淡而体积小。

(2)维生素 B_{12} 维生素 B_{12} 是一种含钴的 B 族维生素,多存在于动物类食品中,是红细胞分裂成熟过程所必需的辅助因子,可加强叶酸在体内的利用。胃黏膜壁细胞分泌的内因子,可与其结合形成维生素 B_{12}-内因子复合物,保护维生素 B_{12} 不被胃肠消化液破坏,并与回肠末端上皮细胞膜上特异受体结合,促进维生素 B_{12} 的吸收。当胃大部切除或胃黏膜受损时,可因内因子缺乏引起维生素 B_{12} 吸收减少,影响红细胞的分裂成熟,导致巨幼红细胞性贫血,其特征是红细胞体积大而幼稚。

(3)叶酸 食物中的叶酸进入体内后被还原和甲基化成为四氢叶酸,进入细胞内转变为多谷氨酸后,作为多种一碳基团的传递体参与 DNA 的合成。当叶酸缺乏时,红细胞的分裂成熟过程延缓,也可导致巨幼红细胞性贫血。叶酸的活化需维生素 B_{12} 的参与,因此,维生素 B_{12} 缺乏可引起叶酸的利用率下降。

2. 红细胞的破坏 红细胞在血液中的平均寿命约 120 天。衰老或受损红细胞的变形能力减弱而脆性增加,在通过骨髓、脾等处的微小孔隙时,易发生滞留而被吞噬细胞所吞噬(血管外破坏)。也可因受湍急血流的冲击而破损(血管内破坏)。

红细胞在血管内破坏后释放的血红蛋白与某些血浆蛋白结合后被肝摄取,经处理后血红素脱铁转变为胆色素,铁则以铁黄素的形式沉着于肝细胞内。在肝脾内被吞噬的衰老红细胞中的铁可被再利用。当发生严重溶血,血浆中的血红蛋白达到 1.0g/L 时,游离的血红蛋白将经肾随尿排出体外,形成血红蛋白尿。

干细胞

干细胞(stem cell)是一种未充分分化,尚不成熟的细胞,在一定条件下,它可以分化成多种功能细胞,具有再生各种组织器官的潜在功能,医学界称之为"万用细胞"。根据干细胞所处的发育阶段可分为胚胎干细胞(embryonic stem cell,ES 细胞)和成体干细胞(somatic stem cell)。胚胎干细胞的发育等级较高,是全能干细胞,而成体干细胞的发育等级较低,是多能或单能干细胞。以最熟知的干细胞之一造血干细胞为例:造血干细胞属成体干细胞,存在于儿童和成年人的骨髓之中,也存在于循环血液中,但数量非常少。在我们的整个生命过程中,造血干细胞不断地向人体补充各种血细胞。如果没有造血干细胞,我们就无法存活。

干细胞研究为衰败的器官和目前不可医治的疾病展现了曙光。用干细胞生物工程治疗疾病的最显著特点就是:利用干细胞技术,可以再造多种正常的甚至更年轻的组织器官。这种再造组织器官的新医疗技术,将使任何人都能用上自己(或他人)的干细胞和干细胞衍生的新组织器官来替代病变或衰老的组织器官,并可以惠及用传统医学方法难以医治的多种顽症,比如癌症、心肌坏死性疾病、自身免疫疾病、肝脏病、肾脏病和帕金森病、老年性痴呆症、脊髓损伤、皮肤烧伤等。如果和基因治疗相结合,还可以治疗众多遗传性疾病。应用干细胞治疗疾病较传统方法相比具有很多优点:安全性;不需要完全了解疾病发病的确切机制;还可能应用自身干细胞移植,避免产生免疫排斥反应。用干细胞治疗疾病已不再只是设想。成体干细胞的研究时间不长,但用其治疗疾病已开始进入临床试验。科学家成功地应用人类自体骨髓干细胞治疗心肌梗死,用间质干细胞治疗造血功能低下和帕金森病。这些临床应用都收到了良好的效果。尽管当前胚胎干细胞的研究涉及伦理道德问题,但人们普遍认为,干细胞及其衍生物组织器官的临床应用是人类在 21 世纪的最大科技成果之一,必将产生一种全新的治疗技术,是对传统医疗手段和医疗观念的一场革命。

【生成调节】

目前已经证明红细胞的生成主要受体液因素的调节,包括爆式促进因子、促红细胞生成素(erythropoietin,EPO)和雄激素。

爆式促进因子是一类相对分子质量为 25000～40000 的糖蛋白,作用于早期红系祖细胞,使早期红系祖细胞增殖活动加强。

EPO 是一种相对分子质量为 34000 的糖蛋白,主要由肾皮质管周细胞产生,其他组织如肝脏亦能合成分泌少量 EPO。当机体缺氧时可使肾脏产生 EPO,它促进晚期红系祖细胞增殖和分化,加速红系前体细胞的增殖分化并促进骨髓释放网织红细胞,对早期红系祖细胞的增殖分化亦有促进作用。当红细胞数量增加,血液运氧能力增强时,缺氧得到改善,此时血氧分压升高可负反馈抑制肾脏分泌 EPO,从而使红细胞数量保持相对稳定(图 1-1)。

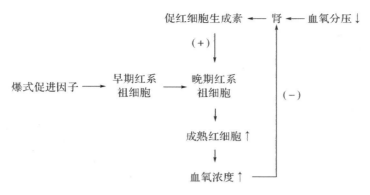

图 1-1 红细胞生成调节示意图

红细胞数量和血红蛋白浓度的男女性别差异,在青春期前并不存在。男性进入青春期后,睾酮分泌量增多,一方面直接刺激骨髓造血,促进有关血红蛋白合成酶系的活性,加速血红蛋白的合成和有核红细胞的分裂,另一方面促进肾脏分泌 EPO 从而促进骨髓造血。

二、白细胞

【数量和分类计数】

正常成人外周血白细胞(leukocyte,white blood cell,WBC)总数约为$(4.0 \sim 10.0) \times 10^9/L$,分别计数各类白细胞占白细胞总数的百分比,称白细胞分类计数。其正常值为:中性粒细胞约占 $50\% \sim 70\%$,嗜酸性粒细胞占 $0 \sim 7\%$,嗜碱性粒细胞占 $0 \sim 1\%$,单核细胞占 $2\% \sim 8\%$,淋巴细胞占 $20\% \sim 30\%$。白细胞数量随机体生理状态而发生较大变化,如下午高于早晨,幼年高于成年,剧烈运动、进食、炎症、疼痛后增多,也存在个体差异。虽然其数量变化较大,但各类白细胞之间的百分比是相对恒定的。

【生理特性和功能】

白细胞具有渗出、趋化性和吞噬作用。

除淋巴细胞外,所有的白细胞均具有伸出伪足做变形运动的能力,这种变形运动使白细胞得以穿过毛细血管进入组织,这一过程称作血细胞渗出。白细胞具有趋向某些化学物质游走的特性,称趋化性。人体细胞的降解产物、抗原-抗体复合物、细菌及细菌毒素等对白细胞的游走具有趋化作用。白细胞可按照这些化学物质的浓度梯度游走到这些物质的周围,将异物包围并通过入胞作用吞噬异物。

1. 中性粒细胞 中性粒细胞具较强的变形运动能力,它可以很快穿过毛细血管进入组织而发挥作用。循环血液中的中性粒细胞,其细胞核一般可分 $3 \sim 5$ 叶,分叶数随其老化而增加。若血液中出现大量分叶少的中性粒细胞,称细胞核左移,常提示有严重感染。

中性粒细胞具有非特异性细胞免疫功能,其吞噬能力虽不及单核细胞,但其数量多、变形能力强,处于机体抵抗微生物病原体,尤其是化脓性细菌的第一线,在急性化脓性炎症时,其数量常明显增加。当炎症发生时,中性粒细胞受细菌或细菌毒素等趋化性物质的吸引,游走到炎症部位吞噬细菌,并利用细胞内含有的大量溶酶体酶分解细菌。当体内中性粒细胞减少至 $1\times10^9/L$ 时,机体对化脓性细胞的抵抗力将明显下降,极易引发感染。此外,中性粒细胞还可吞噬衰老受损的红细胞和抗原-抗体复合物。

2. 单核细胞　单核细胞在血液中停留 2～3 天后迁移到周围组织,并进一步成熟为吞噬细胞(单核-吞噬细胞),并使其吞噬能力大大增强。单核-吞噬细胞能合成、释放多种细胞因子,如集落刺激因子、白介素、肿瘤坏死因子、干扰素等,并在抗原信息传递、特异性免疫应答的诱导和调节中起重要作用。单核细胞内含有大量的非特异性酯酶并具有更强的吞噬能力,在某些慢性炎症时,其数量常常增加。

3. 嗜酸性粒细胞　嗜酸性粒细胞变形和吞噬能力较弱,缺乏溶菌酶,故基本上无杀菌作用,其功能与过敏反应有关。嗜酸性粒细胞可抑制嗜碱性粒细胞合成和释放生物活性物质,吞噬嗜碱性粒细胞所释放的活性颗粒,破坏嗜碱性粒细胞所释放的组胺等活性物质,从而限制嗜碱性粒细胞的活性。嗜酸性粒细胞可通过释放碱性蛋白和过氧化酶损伤寄生虫体,参与寄生虫感染时的免疫反应。当机体发生速发型过敏反应、寄生虫感染时,其数量常增加。

4. 嗜碱性粒细胞　嗜碱性粒细胞能合成并释放组胺、过敏性慢反应物质、嗜酸性粒细胞趋化因子和肝素等,组胺、过敏性慢反应物质可使毛细血管壁通透性增加、细支气管平滑肌收缩,引起荨麻疹、哮喘等过敏症状。嗜酸性粒细胞趋化因子能吸引嗜酸性粒细胞,聚集于局部以限制嗜碱性粒细胞在过敏反应中的作用。肝素具有抗凝血作用,并可作为酯酶的辅基加快脂肪的分解。

5. 淋巴细胞　淋巴细胞具有后天获得性特异性免疫功能,在免疫应答反应过程中起核心作用。其中主要在胸腺发育成熟的淋巴细胞(T 细胞)可通过产生多种淋巴因子完成细胞免疫;主要在骨髓发育成熟的淋巴细胞(B 细胞)可通过产生免疫球蛋白(抗体)完成体液免疫。此外,还有第三类淋巴细胞,又称自然杀伤细胞(NK 细胞),具有抗肿瘤、抗感染和免疫调节等作用。

三、血小板

血小板(platelets, thrombocyte)是从骨髓成熟的巨核细胞质裂解脱落下来的,具有生物活性的小块胞质。正常成人血小板的数量为 $(100\sim300)\times10^9/L$。正常人血小板的数量可随季节、昼夜和部位等而发生变化,如冬季高于春季、午后高于清晨、静脉高于毛细血管,其变化幅度一般在 6%～10%。

【生理特性】

血小板的功能与其生理特性有密切关系。

1. 黏附　血小板与非血小板表面的黏着,称血小板黏附。当血管受损后,血管壁下的胶原纤维暴露,血浆中的某些成分首先与胶原纤维结合,再与血小板膜糖蛋白结合,形成胶原——血浆成分——血小板,使血小板黏附于血管壁。血小板黏附这一特性是其参与生理止血过程的重要机制之一。

2. 聚集　血小板彼此黏着的现象称血小板聚集,引起血小板聚集的因素统称为致聚剂,如二磷酸腺苷(ADP)、肾上腺素、5-羟色胺、组胺、胶原、凝血酶及血栓素 A_2(TXA$_2$)等。其中 ADP 是引起血小板聚集的最重要物质。血小板聚集可分为两个时相,即第一时相和第二时相。在血管壁受损胶原纤维暴露引起血小板黏着的同时,局部组织释放的致聚剂可引起血小板第一时相聚集,但这时的聚集为可逆性聚集。第一时相发生的聚集可促使血小板释放内源性 ADP,在 Ca^{2+} 和纤维蛋白原的参与下,引起不可逆的第二时相聚集。临床上小剂量口服阿司匹林预防冠心病是由于阿司匹林可抑制 TXA$_2$ 的形成从而抑制血小板的聚集。

3. 释放　血小板受刺激后,将贮存在致密颗粒、α-颗粒或溶酶体内的物质排出的现象,称血小板的释放。血小板的生理功能与其所释放的物质有密切的关系,这些物质主要有 ADP、ATP、5-羟色胺、PF$_3$、纤维蛋白原、Ca^{2+} 等。许多生理性和病理性因素均可引起血小板的释放反应。

4. 收缩　血小板含有收缩蛋白 A 和 M,其作用类似于肌原纤维中的肌纤蛋白和肌凝蛋白,具有 ATP 酶的活性,在 Ca^{2+} 的参与下可发生收缩。当血凝块形成后,血凝块中的血小板伸出伪足,当伪足中的收缩蛋白发生收缩时,可使血凝块回缩,挤出血清,并使血凝块缩小变硬。

5. 吸附　在血小板膜表面可吸附一些凝血因子,如纤维蛋白原、因子Ⅴ、因子Ⅺ、因子Ⅻ等。当血管破损时,大量血小板可黏着、聚集于血管破损处,使局部凝血因子浓度升高,有利于血小板发挥其生理止血的功能。

【功能】

1. 维持血管内皮的完整性　用放射性核素标记血小板示踪和电子显微镜观察,发现血小板可以融入血管内皮细胞,成为血管壁的组成部分,表明血小板对血管内皮的修复具有重要作用。当血小板数量减少至 $50 \times 10^9/L$ 以下时,血管内皮的完整性常受破坏,微小创伤或血管内压力稍有升高,便可使皮肤、黏膜下出现瘀点,甚至出现大片的紫癜或瘀斑。

2. 促进生理性止血　正常情况下,小血管破损后血液流出,经数分钟后出血自然停止,这种现象称生理性止血(hemostasis)。临床上常用小针刺破指尖或耳垂使血液自然流出,测定出血的延续时间,称出血时间。正常为 $1 \sim 3 min$。出血时间的长短可反映生理性止血功能的状态。

生理性止血功能与血小板的功能有密切关系。当小血管破损出血后,破损的血管内皮细胞及黏附于血管内皮下胶原组织的血小板释放一些缩血管物质,如 5-羟色胺、内皮素等,使血管破损口缩小或封闭;同时血管内膜下组织激活血小板,使血小板黏着、聚集于血管破损处,形成松软的止血栓堵塞破损口实现初步止血;与此同时,血浆中的血

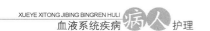
液凝固系统被激活,使血浆中纤维蛋白原转变为纤维蛋白,网罗血细胞形成血凝块。血凝块中的血小板内收缩蛋白在 Ca^{2+} 的参与下发生收缩,使血凝块回缩变硬,形成牢固的止血栓,从而达到止血目的。血小板数量减少或功能有缺陷时,出血时间常延长。

3. 参与血液凝固 若血小板不发生解体、释放反应,可使血液较长时间保持液态,若加入血小板匀浆,则血液立即发生凝固,说明血小板对于血液凝固具有重要的作用。前已述及,在血小板膜表面可吸附一些凝血因子。同时,在血小板内还含有一些血小板因子(PF)。当发生血管破损时,血小板的黏附、聚集,可使局部凝血因子的浓度升高,促进血液凝固的进程。血小板所提供的磷脂表面(PF_3),可大大提高凝血酶原的激活速度。

第四节　血液凝固和纤维蛋白溶解

一、血液凝固

血液由流动的液体经一系列酶促反应转变为不能流动的凝胶状半固体的过程,称为血液凝固(blood coagulation)。血液凝固的实质是血浆中可溶性纤维蛋白原转变为不可溶性的纤维蛋白(血纤维),血纤维网罗血细胞形成血凝块。血液凝固 1~2h 后血凝块回缩,析出淡黄色透明的液体称血清(serum)。血清与血浆的区别在于血清中不含某些在凝血过程中被消耗的凝血因子如纤维蛋白原等,增添了在血液凝固过程中由血管内皮和血小板所释放的化学物质。

【凝血因子】

血液和组织中参与血液凝固的化学物质统称为凝血因子(blood clotting factors)。根据世界卫生组织(WHO)的统一命名,凝血因子以罗马数字 Ⅰ~Ⅻ 编号,共有 12 个(表 1-1)。其中Ⅵ为血清中活化的因子Ⅴa,现已不视为独立的凝血因子。除罗马数字统一编号的凝血因子外,前激肽释放酶、高分子激肽原、血小板磷脂(PF_3)等亦直接参与血液凝固。在凝血因子中除Ⅳ和磷脂外,其余均为蛋白质。因子Ⅱ、Ⅸ、Ⅹ、Ⅺ、Ⅶ、Ⅻ等均以无活性的酶原形式存在于血浆中,其标 a 表示已被激活。因子Ⅶ以活性形式存在于

表 1-1　按 WHO 命名编号的凝血因子

编　号	同义名	编　号	同义名
Ⅰ	纤维蛋白原	Ⅷ	抗血友病因子
Ⅱ	凝血酶原	Ⅸ	血浆凝血激酶
Ⅲ	组织凝血激酶	Ⅹ	斯图亚特因子
Ⅳ	钙离子	Ⅺ	血浆凝血激酶前质
Ⅴ	前加速素	Ⅻ	接触因子
Ⅶ	前转变素	ⅩⅢ	纤维蛋白稳定因子

血浆中,但需与因子Ⅲ结合后才能发挥作用。由于因子Ⅲ存在于血浆外,故因子Ⅶ在血浆中一般不发挥作用。肝是合成凝血因子的重要器官,其中因子Ⅱ、Ⅶ、Ⅸ、Ⅹ在合成过程中需维生素 K 的参与。因子Ⅴ、因子Ⅷ、Ca^{2+} 和高分子激肽原在凝血过程中起辅因子作用。当因子Ⅷ缺乏时可引起甲种血友病。

【血液凝固过程】

　　20 世纪 40 年代起相继发各种凝血因子,至 70 年代中期形成了凝血因子相互作用的接力式连续酶促反应的"瀑布学说",即认为血液凝固是一系列凝血因子相继被激活的过程,其最终结果是凝血酶和纤维蛋白形成。据此可将血液凝固过程大致分为凝血酶原激活物形成、凝血酶形成、纤维蛋白形成三个阶段(图 1-2)。

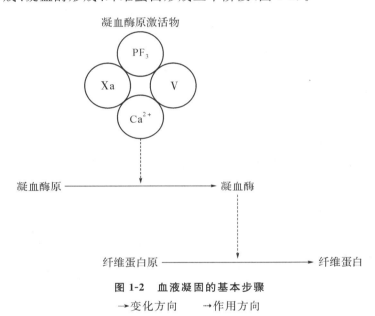

图 1-2　血液凝固的基本步骤
→变化方向　⇢作用方向

　　1. 凝血酶原激活物形成　凝血酶原激活物是因子Ⅹa 和因子Ⅴ、Ca^{2+}、PF_3 共同形成的复合物。其中根据因子Ⅹ的激活过程的不同,可分为内源性凝血(参与凝血的因子全部来自血液)和外源性凝血(启动凝血的因子Ⅲ来自组织)两条途径(图 1-3)。

　　(1)内源性凝血途径　血管内皮受损后,血浆中的接触因子(Ⅻ因子)与带负电荷的胶原组织接触后,导致Ⅻ因子的激活而启动内源性凝血。Ⅻ因子与带负电荷的异物表面接触而激活的过程称表面激活。Ⅻa 形成后一方面可使因子Ⅺ激活为Ⅺa,另一方面还可激活前激肽释放酶为激肽释放酶,后者以正反馈方式进一步促进Ⅻa 的形成。高分子激肽原作为辅因子可促进Ⅻ因子和Ⅺ因子及前激肽释放酶的激活。Ⅺa 形成后使Ⅸ激活形成Ⅸa,这一过程需 Ca^{2+} 参与。Ⅸa 形成后再与Ⅷ因子、PF_3 和 Ca^{2+} 结合成复合物,即可激活因子Ⅹ,使之成为Ⅹa。Ⅸa 与Ⅷ因子、PF_3、Ca^{2+} 结合形成复合物是血液凝固过程中一个极为重要的调速步骤,在有因子Ⅷ存在的条件下,Ⅸa 激活因子Ⅹ为Ⅹa 的速度可提高 20 万倍。

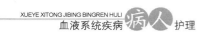
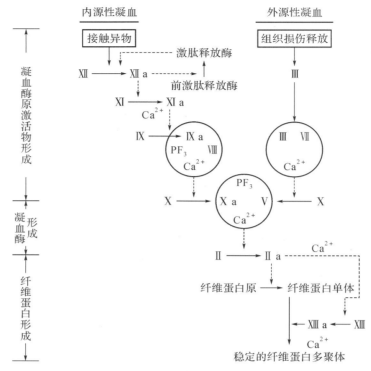

图 1-3　血液凝固过程

→变化方向　　⇢催化方向

（2）外源性凝血途径　是由于血管、组织受损，血管壁及组织中的组织因子（Ⅲ因子）进入血管内，与血管内的凝血因子共同作用而启动的。组织因子是一种跨膜糖蛋白，存在于大多数组织细胞中，而以脑、肺、胎盘等组织尤为丰富。当血管损伤、血管内皮细胞和单核细胞受细菌毒素、免疫复合物刺激时，组织因子得以与血液接触，并作为Ⅶa的受体与Ⅶa结合形成复合物，在 Ca^{2+} 的存在的条件下，迅速激活Ⅹ因子，成为Ⅹa。激活过程中Ⅶa作为蛋白酶而发挥对Ⅹ的激活作用，而组织因子则起辅因子作用，可使Ⅶa的催化效力提高 1000 倍。Ⅹa 形成后又可正反馈激活Ⅶ，生成更多的Ⅹa。

2. 凝血酶形成　经过内源性或外源性途径生成的Ⅹa，在 PF_3 提供的磷脂膜上形成 $Ⅹa\text{-}V\text{-}Ca^{2+}$ 凝血酶原酶复合物，激活凝血酶原为凝血酶。凝血酶除可催化纤维蛋白原外，还可激活多种凝血因子，如因子Ⅴ、Ⅶ、Ⅷ、Ⅺ、Ⅻ，使凝血过程不断加速。

3. 纤维蛋白形成　凝血酶形成后可催化血浆中可溶性纤维蛋白原转变纤维蛋白单体，在Ⅻa 和 Ca^{2+} 的的作用下，形成不可溶性的纤维蛋白多聚体（血纤维），并网罗血细胞形成凝胶状的血凝块。

【血液中的抗凝因素】

生理情况下血管内皮保持光滑完整，Ⅻ因子不易激活，Ⅲ因子不易进入血管内启动凝血过程。但血管内皮又经常不可避免地会发生损伤，并由此而发生凝血。但这一过程通常仅限于局部,而且不至于扩散至全身。正常人在血液中存在一些重要的抗凝物质,使血液始终能够保持流体状态而不阻碍全身血液循环。血液中的抗凝系统主要包括细胞抗凝系统和体液抗凝系统。

1. 细胞抗凝系统　单核-吞噬细胞系统能吞噬灭活凝血因子、组织因子、凝血酶原复合物、可溶性纤维蛋白单体;血管内皮细胞能抑制血小板的黏着和聚集,能合成血栓调制素和蛋白质 S,从而活化蛋白质 C,灭活因子 V、因子Ⅷ。

2. 体液抗凝系统

(1)组织因子途径抑制物(tissue factor pathway inhibitor,TFPI)　TFPI 主要来自小血管内皮细胞,是一种相对稳定的糖蛋白。目前认为,TFPI 是体内主要的生理性抗凝物质,其主要作用是与Ⅹa 结合,抑制Ⅹa 的催化活性;并在 Ca^{2+} 存在的情况下,转而与Ⅶa-Ⅲ复合物结合,形成Ⅹa-TFPI-Ⅶa-Ⅲ四合体,抑制Ⅶa-Ⅲ复合物的活性,对外源性凝血途径产生负反馈抑制作用。

(2)蛋白质 C 系统　包括蛋白质 C、凝血酶调制素、蛋白质 S 和蛋白质 C 的抑制物。蛋白质 C 是以酶原形式存在的具有抗凝作用的血浆蛋白,在肝细胞合成时依赖维生素 K。其主要作用是在磷脂和 Ca^{2+} 存在的情况下,可灭活因子 V 和Ⅷ;阻碍Ⅹa 与血小板上的磷脂结合,削弱Ⅹa 对凝血酶原的激活作用;刺激纤溶酶原激活物的释放,增强纤溶酶的活性。

(3)抗凝血酶Ⅲ(antithrombin Ⅲ)　抗凝血酶Ⅲ是一种丝氨酸蛋白酶抑制物,主要由肝细胞和血管内皮细胞分泌。抗凝血酶Ⅲ通过其精氨酸残基与Ⅱa、Ⅸa、Ⅹa、Ⅺa、Ⅻa 分子活性部位的丝氨酸残基结合,使这些凝血因子灭活,而产生抗凝作用。在正常情况下,抗凝血酶Ⅲ的直接抗凝作用非常缓慢而且较弱,但它与肝素结合后,其抗凝作用可增强约 2000 倍。

(4)肝素(heparin)　肝素是一种酸性黏多糖,主要由肥大细胞和嗜碱性粒细胞产生。肝素能与血浆中的一些抗凝蛋白结合增强它们的抗凝作用,特别是肝素可明显加强抗凝血酶Ⅲ的抗凝活性;肝素与血浆中的肝素辅助因子结合后,可使后者对凝血酶的灭活速度增快 1000 倍;肝素可刺激血管内皮细胞释放大量 TFPI 和其他抗凝物质以抑制凝血过程;肝素还可增强蛋白质 C 的活性和增强纤维蛋白溶解。

二、纤维蛋白的溶解

在生理止血过程中,小血管内的血凝块常可成为血栓,填塞了这段血管。出血停止、血管损伤愈合后,在血浆纤维蛋白溶解系统(纤溶系统)的作用下,构成血栓的血纤维又可逐渐溶解,使血管恢复通畅。纤维蛋白和血浆中纤维蛋白原被溶解液化的过程,称纤维蛋白溶解(简称纤溶)。纤溶系统包括纤溶酶原、纤溶酶、纤溶酶原的激活物和抑制物。纤溶可分为两个基本过程,即纤溶酶原的激活和纤维蛋白的降解(图 1-4)。

【纤溶酶原的激活】

纤溶酶原(plasminogen)主要在肝、骨髓、嗜酸性粒细胞和肾内合成,其激活是一个

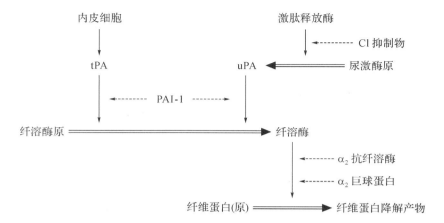

图 1-4　纤维蛋白溶解系统示意图

→催化方向　⇒变化方向　⇢抑制作用

tPA:组织纤溶酶原激活物;uPA:尿激酶;PAI-1:纤溶酶原激活物抑制剂-1

有限水解的过程,可分为内源性和外源性两条途径。内源性激活途径是通过内源性凝血系统中的有关凝血因子,如Ⅻa、激肽释放酶等激活纤溶酶原。外源性激活途径是通过来自各种组织,如由肾合成的尿激酶和血管内皮细胞所合成的组织型纤溶酶原激活物激活纤溶酶原。通过内源性激活途径可使凝血与纤溶相互配合保持平衡,通过外源性激活途径可防止血栓的形成,并在组织的修复和愈合中发挥作用。

【纤维蛋白和纤维蛋白原的降解】

纤溶酶原被激活成纤溶酶后,可作用于纤维蛋白或纤维蛋白原分子中的赖氨酸-精氨酸肽键,使纤维蛋白或纤维蛋白原水解为可溶性的小肽,称为纤维蛋白降解产物(FDP),该产物一般不再发生凝固,其中一部分还具有抗凝作用。

【纤溶抑制物及其作用】

人体中的纤溶抑制物主要有血小板或内皮细胞分泌的纤溶酶原激活物抑制剂-1,它能抑制组织型纤溶酶原激活物、尿激酶的活性;补体C1抑制物主要灭活Ⅻa、激肽释放酶;α₂-抗纤溶酶和α₂-巨球蛋白能抑制纤溶酶的活性。

由于体内纤溶抑制物大多是丝氨酸蛋白酶抑制物,其特异性不高,除可抑制纤溶酶外,还可抑制含有丝氨酸残基的凝血酶、激肽释放酶等凝血系统的组成成分。因此,这些纤溶抑制物既可抑制纤溶,又可抑制凝血,这对于保持体内凝血系统和纤溶系统活动的动态平衡,使凝血和纤溶局限于创伤局部具有重要的意义。

第五节　血型和输血

一、血型

血细胞膜表面特异抗原的类型,称为血型(blood group),包括红细胞血型、白细胞血型和血小板血型。人类红细胞血型也可划分许多类型,其中 1901 年由 Landsteiner 发现的 ABO 血型系统是人类最基本和重要的血型系统。

【ABO 血型系统】

ABO 血型是以红细胞膜表面 A、B 凝集原(抗原)的有无及其种类来作为其分类依据的。凡红细胞膜上只有 A 凝集原的为 A 型,只有 B 凝集原的为 B 型,A、B 凝集原均有的为 AB 型,A、B 凝集原均无的为 O 型。人类 ABO 血型系统中,还有溶解在血浆中不同的凝集素(抗体)。当特异性凝集素与红细胞膜相应的凝集原相遇时,可引起红细胞凝聚成团,并发生溶血,称凝集反应。但 ABO 血型系统中不含有能使自身红细胞发生凝集的凝集素。A 型血血浆中含抗 B 凝集素;B 型血血浆中含抗 A 凝集素;O 型血血浆中含抗 A 和抗 B 凝集素;AB 型血血浆中既不含有抗 A 也不含有抗 B 凝集素(表 1-2)。

表 1-2　ABO 血型系统中的凝集原和凝集素

血　型		红细胞上的凝集原	血清中的凝集素
A 型	A_1	$A+A_1$	抗 B
	A_2	A	抗 B+抗 A_1
B 型		B	抗 A
AB 型	A_1B	$A+A_1+B$	无
	A_2B	$A+B$	抗 A_1
O 型		无 A,无 B	抗 A+抗 B

在 ABO 血型系统中还存在着亚型,其中与临床较为密切的是 A 型血的 A_1、A_2 亚型。A_1 型:红细胞膜上有 A 和 A_1 凝集原,血浆中只含抗 B 凝集素。A_2 型:红细胞膜上有 A 凝集原,无 A_1 凝集原,血浆中含抗 B 和抗 A_1 凝集素。同样 AB 型血也可分为 A_1B 型和 A_2B 型(表 1-2)。虽然我国汉族人群中 A_2、A_2B 型在 A 型血和 AB 型血中不超过 1‰,但在临床输血时仍需注意。

【Rh 血型】

1940 年,Landsteiner 和 Wiener 将恒河猴(Rhesus monkey)的红细胞注入家兔体内引起免疫反应,使家兔产生抗恒河猴红细胞的抗体(凝集素),该凝集素除能凝集恒河猴的红细胞外,还能凝集大多数人的红细胞,表明人类红细胞上有与恒河猴红细胞相同的抗原,称 Rh 抗原。

1. Rh 血型系统的抗原和抗体　Rh 血型系统有 C、c、D、E、e 五种抗原,其中 D 抗原的抗原性最强,故通常将含有 D 抗原的红细胞称为 Rh 阳性,不含有 D 抗原的称 Rh 阴性。我国汉族和大部分少数民族人群中,属 Rh 阳性的约占 99%。Rh 血型的重要特点是无论 Rh 阳性还是 Rh 阴性,其血浆中均不存在天然的(先天性)的抗 Rh 抗体。但 Rh 阴性者接受 Rh 阳性者红细胞后,可发生特异性免疫反应,产生后天获得性抗 Rh 抗体,凝集 Rh 阳性红细胞。

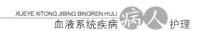

2. Rh 血型的临床意义

（1）Rh 血型不合引起输血溶血　　当 Rh 阴性受血者首次接受 Rh 阳性供血者的红细胞后，因 Rh 阴性受血者体内无天然抗 Rh 抗体，一般不发生因 Rh 血型不合而引起的凝集反应。但供血者的 Rh 阳性红细胞进入受血者体内，可通过体液免疫刺激机体产生抗 Rh 抗体。当 Rh 阴性受血者再次或多次接受 Rh 阳性供血者的红细胞时，其体内的抗 Rh 抗体可与供血者红细胞发生凝集反应而发生溶血。

（2）新生儿溶血　　当 Rh 阴性的母亲孕育了 Rh 阳性的胎儿（第一胎），因 Rh 阴性母亲体内无天然抗 Rh 抗体，此胎儿一般不发生因 Rh 血型不合而引起的新生儿溶血。但在分娩过程中由于胎盘与子宫的剥离，胎儿的 Rh 阳性红细胞可进入母体，刺激母体产生抗 Rh 抗体。Rh 抗体属不完全抗体 IgG，相对分子质量较小，能透过胎盘。当母亲再次孕育了 Rh 阳性的胎儿（第二胎）时，母体内的抗 Rh 抗体可通过胎盘进入胎儿体内，引起凝集反应而发生溶血，严重时可导致胎儿死亡。若 Rh 阴性母亲在生育第一胎后，及时常规注射特异性抗 D 免疫球蛋白，可防止胎儿 Rh 阳性红细胞致敏母体。

白细胞血型

从 1900 年发现血型以后，有近半个世纪，在人们印象中，所谓血型，即指红细胞血型。直到 1958 年，科学家才发现人类的白细胞也有不同抗原。这就是说，人类白细胞也是分型的。后来就把这类抗原称为人类白细胞抗原，简称 HLA。

人类白细胞抗原也由基因决定；HLA 基因位于第 6 号染色体上。与红细胞相比，白细胞血型的型别要多得多。白细胞血型的遗传多型性是由它的基因结构的复杂性决定的，HLA 是已知人类基因体系中最复杂的一个。一般把 HLA 基因分为 HLA-A、B、C、DR 等许多不同的座位，每一座位又有多个复等位基因，每一基因座位的每一点等位基因都决定一种相应的白细胞抗原，以基因座位名称后加阿拉伯数字编号表示，例如 HLA-A1、A2、A3……HLA-DR1、DR2、DR3、DR4……分别表示不同的白细胞抗原基因和其决定的白细胞抗原。

人类白细胞抗原的检测方法与红细胞血型检测的方法相似，且简单易行，目前已相当普及。HLA 检测的主要用途有以下几个方面：

1. 用于器官移植时的组织"配型"　　和输血时要先测血型一样，器官移植时要先测定供体和受体两方面的组织型别，只有型别相近的个体间才能成功地移植。HLA 测定就是最简便和实用的组织配型方法。如骨髓移植成败的关键之一是 HLA（人类白细胞抗原）配型问题，如果骨髓供者与患者（受者）的 HLA 不同，便会发生严重的排斥反应，甚至危及患者的生命。

2. 用于亲子鉴定　　原理与以血型判定亲子关系相同，只是因为 HLA 抗原数目比红细胞抗原数目多得多，故用于鉴定亲子关系比仅根据红细胞血型要可靠得多。

3.诊断疾病　HLA 与不少疾病是相关联的。所谓"关联"是指具有某种 HLA 抗原的个体患某种疾病的概率较其他人要高一些,有的甚至要高得多。也就是说,某种 HLA 抗原与某种疾病的发生有一定的相关性。例如,HLA-A2 抗原阳性者患先天性心脏病的概率较高,HLA-B27 抗原阳性者患强直性脊柱炎的风险可高达 87.8%,等等。根据已知的 HLA 抗原与疾病的相关性,HLA 测定可以给诊断相关疾病提供辅助指标。HLA 测定还对人种学研究有重要意义。

二、输血

【ABO 血型与输血的关系】

前已述及,由于凝集原与相应的凝集素相遇时,可发生特异性免疫反应,使红细胞凝集成团并解体,即发生凝集反应。因此在输血时必须选择相同的血型,以避免发生凝集反应。ABO 血型系统各型之间的输血关系见表 1-3。

表 1-3　ABO 血型各型之间的输血关系

供血者红细胞 (凝集原)	受血者血清(凝集素)			
	O 型(抗 A 抗 B)	A 型(抗 B)	B 型(抗 A)	AB 型(无)
O 型	−	−	−	−
A 型	＋	−	＋	−
B 型	＋	＋	−	−
AB 型	＋	＋	＋	−

注:＋表示有凝集反应;−表示无凝集反应

从表 1-3 中可见,O 型血可输给其他各型血,AB 型可接受其他各型血。这是因为输血时主要考虑应避免供血者红细胞被受血者血浆中的凝集素所凝集。由于 O 型供血者红细胞膜上不含有 A、B 凝集原,因而其红细胞不会被受血者血浆中的凝集素所凝集。同样,AB 型受血者血浆中不含有抗 A、抗 B 凝集素,因而不会使供血者红细胞发生凝集。尽管如此,异型输血只能应急,且应注意输入的量不宜过多,速度不宜过快。临床输血仍坚持同型输血。

【输血原则】

为了保证输血的安全,提高输血的效果,避免由于输血误差,造成对患者的严重损害,必须注意遵守输血原则。

1.鉴定血型　在准备输血时首先必须进行血型鉴定,选择相同的血型,保证供血者与受血者的血型相合,以免因血型不相容而引起严重的输血反应。

2.交叉配血试验　在输血时为避免供血者红细胞被受血者血浆中的凝集素所凝集,输血前必须做交叉配血试验,根据结果决定能否输入及输入的量和速度。交叉配血试验是将供血者的红细胞与受血者的血清相混合(主侧),同时将受血者的红细胞与供血者的血清相混合(次侧)(图1-5)。凡主侧凝集的禁止输入。主侧不凝集、次侧凝集的一般不宜输入,在特殊情况下进行异型输血时,输入的量不宜过多,速度不宜过快,并进行严密观察。同型血尤其是A型或AB型之间输血,也须做交叉配血试验(防止A亚型不合)。重复输血(同一供血者)仍须做交叉配血试验,以防止Rh血型不合引起的输血反应。

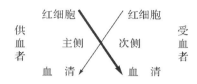

图 1-5　交叉配血试验示意图
粗线代表主侧;细线代表次侧

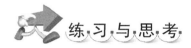

练·习·与·思·考·

(一)选择题

A1 型题

1. 血液的组成是　　　　　　　　　　　　　　　　　　　　　　　　　　　(　　)
   A. 血清+血浆　　　　　　　　　　　　B. 血清+血细胞
   C. 血浆+血细胞　　　　　　　　　　　D. 血浆+红细胞
   E. 血清+红细胞

2. 红细胞比容是指红细胞　　　　　　　　　　　　　　　　　　　　　　　(　　)
   A. 与血浆容积之比　　　　　　　　　　B. 与血管容积之比
   C. 在血液中所占重量之比　　　　　　　D. 在血液中所占容积之比
   E. 与白细胞容积之比

3. 血浆渗透压主要来自　　　　　　　　　　　　　　　　　　　　　　　　(　　)
   A. 血浆胶体渗透压　　　　　　　　　　B. 血浆晶体渗透压
   C. 组织液胶体渗透压　　　　　　　　　D. 组织液静水压
   E. 血液静水压

4. 血浆胶体渗透压主要来自　　　　　　　　　　　　　　　　　　　　　　(　　)
   A. 纤维蛋白原　　　　　　　　　　　　B. 血浆清蛋白
   C. α_1-球蛋白　　　　　　　　　　D. α_2-球蛋白
   E. γ-球蛋白

5. 血浆胶体渗透压的生理作用是　　　　　　　　　　　　　　　　　　　　(　　)
   A. 调节血管内外水的交换　　　　　　　B. 调节细胞内外水的交换
   C. 维持细胞正常体积　　　　　　　　　D. 维持细胞正常形态
   E. 决定血浆总渗透压

6.影响细胞内外水分正常分布的主要是　　　　　　　　　　　　　　　　（　　）

    A.血浆胶体渗透压　　　　　　　　　　　　B.血浆晶体渗透压

    C.组织液胶体渗透压　　　　　　　　　　　D.组织液静水压

    E.血液静水压

7.红细胞的寿命是　　　　　　　　　　　　　　　　　　　　　　　　　（　　）

    A.120 天　　　　B.7～14 天　　　　C.2～3 天　　　　D.8～10 天　　　　E.12～14 天

8.血液中数量最多的白细胞是　　　　　　　　　　　　　　　　　　　　（　　）

    A.单核细胞　　　　　　　　　　　　　　　B.淋巴细胞

    C.中性粒细胞　　　　　　　　　　　　　　D.嗜酸性粒细胞

    E.嗜碱性粒细胞

9.在白细胞分类计数中,中性粒细胞正常应占　　　　　　　　　　　　　（　　）

    A.0.5%～0.1%　　　　B.50%～70%　　　　　　C.3%～8%

    D.80%～85%　　　　E.20%～40%

10.我国成年男性红细胞正常值为　　　　　　　　　　　　　　　　　　（　　）

    A.$(4.0～5.5)×10^{12}/L$　　　　　　　　B.$(3.5～5.0)×10^{12}/L$

    C.$(6.0～7.0)×10^{12}/L$　　　　　　　　D.$(7.0～8.0)×10^{12}/L$

    E.$(8.0～9.0)×10^{12}/L$

11.我国成年女性血红蛋白正常值为　　　　　　　　　　　　　　　　　（　　）

    A.120～160g/L　　　　　　　　　　　　　B.110～150g/L

    C.130～160g/L　　　　　　　　　　　　　D.140～160g/L

    E.150～160g/L

12.患寄生虫病和过敏性疾病时数量增多的白细胞为　　　　　　　　　　（　　）

    A.中性粒细胞　　　　B.嗜酸性粒细胞　　　　C.嗜碱性粒细胞

    D.单核细胞　　　　E.淋巴细胞

13.与免疫反应无关的细胞是　　　　　　　　　　　　　　　　　　　　（　　）

    A.中性粒细胞　　　　B.淋巴细胞　　　　　　C.成纤维细胞

    D.嗜酸性粒细胞　　　　E.肥大细胞

14.调节红细胞生成的体液因素最主要的是　　　　　　　　　　　　　　（　　）

    A.雄激素　　　　　　　　　　　　　　　　B.雌激素

    C.红细胞提取物　　　　　　　　　　　　　D.促红细胞生成素

    E.肾上腺皮质激素

15.维生素 B_{12} 缺乏将导致　　　　　　　　　　　　　　　　　　　（　　）

    A.溶血性贫血　　　　　　　　　　　　　　B.缺铁性贫血

    C.再生障碍性贫血　　　　　　　　　　　　D.巨幼红细胞性贫血

    E.β型红细胞贫血

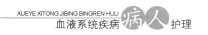
16.叶酸缺乏会导致 （　　）

    A.溶血性贫血   B.缺铁性贫血

    C.再生障碍性贫血   D.巨幼红细胞性贫血

    E.β型红细胞贫血

17.下列哪种物质是制造血红蛋白所必需的 （　　）

    A.维生素 B_{12} B.维生素 K   C.叶酸

    D.铁   E.内因子

18.当血小板数目低于下列哪一数值时,可产生出血倾向 （　　）

    A.50×10^9/L   B.100×10^9/L   C.150×10^9/L

    D.200×10^9/L   E.250×10^9/L

19.下述哪种因子不存在于血浆中 （　　）

    A.因子Ⅲ   B.因子Ⅹ   C.因子Ⅴ   D.因子Ⅺ   E.因子Ⅻ

20.启动外源性凝血途径的物质是 （　　）

    A.因子Ⅲ   B.因子Ⅻ   C.PF3   D.Ca^{2+} E.凝血酶原

21.血液凝固的本质变化是 （　　）

    A.血小板聚集   B.红细胞叠连   C.血细胞凝聚

    D.纤维蛋白形成   E.红细胞凝集

22.血浆中最重要的抗凝物质是 （　　）

    A.尿激酶   B.抗凝血酶Ⅲ和肝素   C.组织激活物

    D.蛋白质   E.激肽释放酶

23.通常所说的血型是指 （　　）

    A.红细胞上受体的类型   B.红细胞表面特异凝集素的类型

    C.红细胞表面特异凝集原的类型   D.血浆中特异凝集素的类型

    E.血浆中特异凝集原的类型

24.O 型血的血清中含有 （　　）

    A.抗 A 凝集素   B.抗 B 凝集素   C.抗 A 和抗 B 凝集素

    D.无凝集素   E.无凝集原

25.关于 ABO 血型系统的叙述以下错误的是 （　　）

    A.AB 型血的血清中含有抗 A 和抗 B 凝集素

    B.AB 型血的红细胞上有 A 凝集原和 B 凝集原

    C.A 型血的血清中有抗 B 凝集素

    D.B 型血的血清中有抗 A 凝集素

    E.O 型血的红细胞上不含凝集原

26.献血者为 A 型,经交叉配血试验,主侧不凝集,次侧凝集,受血者的血型为

                                                              （　　）

    A.B 型   B.AB 型   C.O 型   D.A 型   E.A 型或 B 型

27. 某人的细胞与 B 型血的血清凝集,而其血清与 B 型血的红细胞不凝集,此人的血型是 （   ）

A. A 型　　　　B. B 型　　　　C. AB 型　　　　D. O 型　　　　E. 无法判断

(二)填空题

28. 正常人血浆的 pH 值为_____。男性血红蛋白正常值是_____。

29. 临床常用的等渗溶液是_____和_____。

30. 血细胞包括_____、_____和_____。

31. 血小板是由骨髓内_____胞质脱落而成的_____状结构,在血液中的正常含量为_____。

32. 成熟的红细胞没有_____和_____,但有丰富的_____。

33. 血液去除血细胞剩余的淡黄色液体是_____,血液凝固后析出的淡黄色液体是_____,两者最主要的区别是_____不含有纤维蛋白原。

34. 人体血液内的抗凝物质主要有_____和_____。

35. ABO 血型系统中特异性凝集原存在于_____,凝集素存在于_____。

36. 根据红细胞膜上是否含有 D 抗原,可将人群的血型分为_____和_____两种类型。

37. 交叉配血试验,主侧是指_____,次侧是指_____。

(三)简答题

38. 简述血液凝固的基本过程。

39. 简述 ABO 血型系统的组成。

40. 分析引起贫血的原因。

（章　皓）

第二章　作用于血液及造血系统的药物

1. 掌握肝素和华法林的抗凝作用特点、机制、应用及自发性出血的防治；掌握维生素 K 和氨甲苯酸的止血机制、应用及用药护理。
2. 熟悉常用抗血小板药、纤维蛋白溶解药、铁制剂、叶酸及维生素 B_{12} 的作用、应用及用药护理。
3. 了解促白细胞增生药及血容量扩充药的作用及应用。
4. 能准确判断血栓栓塞性及出血性疾病治疗药物使用的合理性，能正确预防及处理抗血栓药和促凝血药使用过程中出现的不良反应。
5. 培养学生遇突发险情果断、镇定的职业素质和对待患者耐心、细致的职业态度。

第一节　抗血栓药

一、抗凝血药

　　本类药物是一类干扰凝血因子，阻止血液凝固的药物，以制止血栓形成和扩大。按抗凝作用特点分为：①体内外抗凝血药：肝素、低分子量肝素；②体内抗凝血药：香豆素类，如华法林、双香豆素、醋硝香豆素；③体外抗凝血药：枸橼酸钠。

肝素 (heparin)

　　肝素从肝脏发现而得名，现在主要是牛肺或猪小肠黏膜提取的一种黏多糖硫酸酯，具有强酸性，并高度带负电荷。

　　1. 体内过程　　肝素为高极性大分子物质，不易透过生物膜，口服无效。临床一般采用静注或静滴给药，肌注或皮下注射刺激性较大，应选用细针头作深部肌肉或皮下脂肪组织内注射。本品起效时间与给药方式有关，静注即发挥最大抗凝效应，但个体差异较大。皮下注射因吸收个体差异较大，故总体持续时间明显延长，慢性肝、肾功能不全及过度肥胖者，代谢排泄延迟，有蓄积可能。

2. 抗凝作用特点及机制

（1）抗凝特点 ①肝素抗凝作用迅速而强大,维持时间短;②体内、体外均有强大的抗凝作用。

（2）抗凝机制 主要是通过增强 AT-Ⅲ 活性,加速 AT-Ⅲ 对Ⅱa、Ⅸa、Ⅹa、Ⅺa、Ⅻa 等凝血因子的灭活。肝素还具有抑制血小板聚集、降血脂、抗炎及抑制血管平滑肌细胞增生等作用。

3. 应用

（1）防治血栓栓塞性疾病 主要用于防止血栓的形成与扩大,对已形成的栓塞无溶解作用。尤其适用于急性动、静脉血栓形成,是最好的快速抗凝药物。

（2）治疗弥散性血管内凝血（DIC） 宜早期应用,防止纤维蛋白原及其他凝血因子耗竭所致的继发性出血。

（3）缺血性心脏病 不稳定型心绞痛除应用抗心绞痛药物外,与抗凝药及抗血小板药合用,可防止冠脉内血栓形成。

（4）体外抗凝 体外循环、心导管手术、器官移植及血液透析等,防止血液凝固。

4. 不良反应及用药护理

（1）自发性出血 是肝素主要的不良反应,表现为各种黏膜出血、关节积血和伤口出血等。用药期间注意事项:①告知患者及时报告出血情况,如尿液和呕吐物的颜色、有无齿龈或口腔出血、黑便、红色痰等;②定期检查大便隐血及尿潜血试验、血小板计数、凝血时间(试管法:维持在 20～25min)或部分凝血质时间(APTT<100s);③若出现自发性出血应立即停药,严重出血者可缓慢静注特效对抗剂鱼精蛋白,因鱼精蛋白带正电荷,可与带负电荷的肝素结合而使其失活。注射速度应小于 20mg/min 或 10min 内注射 50mg,通常 1.0mg 的鱼精蛋白可中和 100U 肝素,如肝素注射已超过 30min,鱼精蛋白用量需减半;④有出血倾向者或伴有血凝延缓的各种疾病,如严重高血压、溃疡病、脑出血、血友病、孕妇、先兆流产及产后、严重肝肾功能不良者禁用。

（2）过敏反应 偶见荨麻疹、哮喘、发热等,应及时停药,肝素过敏者禁用。

（3）其他 血小板减少症(发生率达 5%～6%)、脱发、骨质疏松及自发性骨折等。应告知患者,脱发多发生在治疗后数月,可以恢复,以免产生恐惧和不配合治疗;血小板功能不全或血小板减少、紫癜者禁用。

低分子量肝素（Low molecular weight heparin，LMWH）

LMWH 是用化学方法从普通肝素分离而得的相对分子质量低于 6500 的肝素。与肝素相比具有以下特点:①抗血栓形成作用强于抗凝,出血的危险性较小;②$t_{1/2}$ 长,静注可维持 12h,皮下注射每日 1 次;③生物利用度高,皮下注射生物利用度可达 98%;④不良反应少而轻,但过量仍可致自发性出血,可用鱼精蛋白中和。LMWH 将取代普通肝素用于治疗血栓栓塞性疾病、DIC 早期,也可用于体外抗凝。常用制剂有:依诺肝素(enoxaprin)、替地肝素(tedelparin)、弗希肝素(fraxiparin)、洛吉肝素(logiparin)及洛莫肝素(lomoparin)。

华法林（warfarin，苄丙酮香豆素）

华法林为临床最常应用的香豆素类口服抗凝药。同类药物还有双香豆素（dicoumarol）及醋硝香豆素（acenocoumarol，新抗凝），该类药物是维生素 K 的拮抗剂。

1. 抗凝作用特点及机制

（1）抗凝作用特点 ①抗凝作用缓慢而持久（但较双香豆素出现作用快，维持时间短）；②体内抗凝。

（2）抗凝机制 结构与维生素 K 相似，竞争性抑制维生素 K 环氧还原酶，阻断维生素 K 从环氧型转变为氢醌型，阻碍维生素 K 的循环利用，继而抑制维生素 K 依赖性凝血因子 Ⅱ、Ⅶ、Ⅸ、Ⅹ 在肝内的活化。故华法林只能在体内抗凝，体外无效；因其只能抑制上述凝血因子的活化，而对已形成的凝血因子无效，需待凝血因子耗竭后才出现疗效，故起效缓慢；维生素 K 可逆转其抗凝作用。

2. 应用 主要用于防治血栓栓塞性疾病，防止血栓形成与发展。因起效慢，剂量不易控制等缺点，故多用于轻症血栓性疾病或长期需要预防血栓形成的疾病，急症患者可与肝素合用，待症状控制后停用肝素；也可作为心肌梗死的辅助用药。

3. 不良反应及用药护理

（1）易致自发性出血 ①用药期间应告知患者该药有出血的可能，注意观察出血现象，避免任何易致损伤的活动。若发现出血倾向，要立即报告医师，以便及时处理。②给药 2 天后开始监测凝血酶原时间（PT），控制在 25～30s（正常值为 12s）。应用维持量时，应每 1～2 周检查一次 PT、尿潜血、大便潜血及肝功能，并密切观察口腔黏膜、鼻腔及皮下出血，减少不必要的手术操作。③若有出血，应立即停药，严重者用维生素 K 救治（维生素 K_1 5～25mg 缓慢静注）或输血。④维生素 K 缺乏可增强抗凝血作用甚至出血反应，食物中维生素 K 缺乏或长期大剂量应用广谱抗生素抑制肠道细菌；长期应用调血脂药考来烯胺等，可使维生素 K 吸收减少。

（2）皮肤软组织坏死 一般在用药后 3 天内出现，开始皮肤黑紫，周围发红，老年人和肥胖者发生率高，应注意观察。

（3）其他 胃肠道反应、肝脏损害、粒细胞增多及致畸等。禁忌证同肝素。

枸橼酸钠（sodium citrate）

枸橼酸钠为体外抗凝血药，其枸橼酸根与 Ca^{2+} 形成难解离的可溶性络合物，使血浆中游离 Ca^{2+} 减少而发挥抗凝作用。临床仅用于体外抗凝，采血时，每 100ml 全血中加入 2.5％枸橼酸钠溶液 10ml，足以起到良好的抗凝作用。大量输血（超过 1000ml）或输血速度过快时，枸橼酸钠不被机体及时氧化而引起血钙下降，导致手足抽搐、心功能不全、血压下降等症状，应静注钙剂解救；新生儿及幼儿因体内缺乏枸橼酸钠氧化酶，更易发生此现象，输血时尤应注意。

二、纤维蛋白溶解药（溶栓药）

纤维蛋白溶解药（fibrinolytics）是外源性纤溶酶原激活剂，能使纤溶酶原转化为纤溶酶,降解纤维蛋白原,溶解血栓的药物,又称溶栓药(thrombolytics)。常用药物有链激酶、尿激酶、组织纤溶酶原激活物、阿尼普酶及瑞替普酶等。

链 激 酶 (streptokinase,SK)

链激酶是从溶血性链球菌中提取的一种无酶活性蛋白质,为第一代溶栓药,现已用基因工程方法制备出重组链激酶(recombinant streptokinase)。

1. 作用与应用 激活纤溶酶原激活因子,使纤溶酶原转化为纤溶酶,纤溶酶可降解血栓中的纤维蛋白而溶栓。对新形成的血栓溶栓效果好。

主要用于治疗血栓栓塞性疾病,如肺栓塞和深部静脉血栓,也可用于心肌梗死早期治疗。需在血栓形成不超过 6h 内用药,疗效最佳。

2. 不良反应及用药护理

(1)出血为主要不良反应,多见注射部位血肿,应注意观察注射部位和其他部位有无出血征象,若出现严重出血,应立即停药,并用氨甲苯酸对抗或输新鲜血浆或全血。

(2)可见发热、肩背痛、皮疹等过敏反应,可用抗组胺药或糖皮质激素类药物对症治疗,也可在给药前 30min,先肌注异丙嗪 25mg,静注地塞米松 2.5～5mg 或氢化可的松 25～50mg。

(3)出血性疾病、溃疡、新近手术、脑肿瘤、月经期及严重高血压禁用。

(4)本品在 2～8℃下保存,配置后的溶液在同样温度下保存不得超过 24h;溶解时不可剧烈振荡,以免降低活性。

尿 激 酶 (urokinase,UK)

尿激酶是从人尿中分离出的一种蛋白质,能直接激活纤溶酶原变为纤溶酶,发挥溶栓作用,对新形成的血栓起效快、效果好。与 SK 不同的是,无抗原性,故不引起过敏反应。是目前国内应用最为广泛的溶栓药之一,主要用于心肌梗死和其他血栓栓塞性疾病。

主要不良反应是出血,较 SK 轻,严重出血可用氨甲苯酸对抗;禁忌证同链激酶。本品溶液必须在临用前新鲜配制,随配随用,溶解好的药液易失活,未用完的药液应弃之。

组织纤溶酶原激活物 (tissue plasminogen activator,t-PA)

组织纤溶酶原激活物是一种主要由血管内皮细胞产生的丝氨酸蛋白酶,能选择性激活结合在纤维蛋白表面的纤溶酶原,使之活化成纤溶酶而发挥溶栓作用。临床可用于急性心肌梗死和肺栓塞的治疗。不良反应较少,不易产生 SK 常见的出血并发症,且阻塞血管再通率比 SK 高,是较好的第二代溶栓药。出血性疾病者禁用。

同类药物还有重组组织型纤溶酶原激活剂(re-combinant human tissue-type plasminogen activator,r-TPA,阿替普酶)作用、应用及不良反应同 t-PA。

瑞替普酶 (reteplase,r-PA,雷特普酶、派通欣)

瑞替普酶是阿替普酶的中间缺失突变体,是国内唯一可获得的第三代溶栓药物。具有以下优点:溶栓疗效高(血栓溶解快、开通率高、防止血栓再形成及提高血流量);给

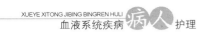

药方法简便,无需按体重调整;耐受性好、生产成本低等。适用于成人急性心肌梗死的溶栓疗法,能改善心肌梗死后的心室功能,应尽早期使用。常见不良反应是出血、血小板减少症等,有出血倾向者慎用。

三、抗血小板药

抗血小板药(antiplatelet drugs)是指抑制血小板黏附和聚集的药物,用于防治心脑血管或外周血管血栓栓塞性疾病。

(一)抑制血小板代谢药物

可分为:①环氧酶(COX)抑制剂:阿司匹林;②血栓素合成酶(TXA_2)抑制剂和TXA_2受体阻断剂:利多格雷、匹可托安;③前列腺素类:依前列醇;④磷酸二酯酶抑制药:双嘧达莫。

阿 司 匹 林 (aspirin)

阿司匹林为解热镇痛药,此处只简介其抑制血小板聚集作用及应用。

小剂量(30～50μmol/L 血浆浓度):抑制血小板中的环氧酶(COX)而使血栓素 A_2(TXA_2)的合成减少,从而抑制血小板聚集,减少血栓形成。

主要用于预防心脑血管疾病的发作及人工心脏瓣膜或其他手术后的血栓形成。预防短暂性脑脑缺血和脑卒中,可降低脑卒中率和病死率。国内外权威指南推荐使用小剂量:75～150mg/d,口服。

利 多 格 雷 (ridogrel)

利多格雷为强大的 TXA_2 合成酶抑制剂和中度的 TXA_2 受体阻断剂,直接干扰 TXA_2 的合成和作用表现。对血小板血栓和冠状动脉血栓的治疗作用比水蛭素及阿司匹林更有效。不良反应较轻,如轻度胃肠道反应,未发现有出血性脑卒中等并发症。

依 前 列 醇 (epoprostenol,前列环素、PGI_2)

依前列醇为人工合成前列腺素类 PGI_2,是迄今为止发现的活性最强的血小板聚集内源性抑制物。性质不稳定,作用迅速而短暂,$t_{1/2}$仅为 3min。应临用时配置,溶解稀释后 12h 内用完。

1. 作用与应用 主要抑制 ADP、胶原纤维及花生四烯酸(AA)诱导的血小板聚集和释放。此外,还有很强的抗胃肠道溃疡、扩张肾血管和支气管的作用。主要用于体外循环,防止血小板减少、微血栓形成及出血倾向。气雾吸入给药可治疗肺动脉高压和呼吸困难综合征,可有效降低肺动脉阻力及右心负担。

2. 不良反应 静滴过程常见血压下降、心率加快、头痛、眩晕及潮红等,应减少剂量或暂停给药;消化道刺激症状也较为常见。

双 嘧 达 莫 (dipyridamole,潘生丁 persantin)

1. 作用与应用 抑制 ADP、胶原、肾上腺素及低浓度凝血酶诱导的血小板聚集。其作用机制为:抑制磷酸二酯酶(PDE)及激活腺苷酸环化酶(AC),使细胞内 cAMP 含量增加;促进血管内皮细胞产生 PGI₂;抑制血小板 COX,使 TXA₂ 的合成减少。主要用于血栓栓塞性疾病,与华法林合用防止人工心脏瓣膜置换术后血栓形成,可增强疗效。

2. 不良反应及用药护理

(1)胃肠道刺激症状,最好空腹服用,并饮水一杯,如有胃肠不适,可与食物同服。

(2)血管扩张反应,如头痛、眩晕及潮红等,大剂量或注射给药者,应嘱患者用药后卧床 1h 以上,以免发生低血压性晕厥。

(3)少数不稳定型心绞痛患者用药后可诱发心绞痛,应慎用。

(二)阻碍 ADP 介导血小板活化的药物

噻氯匹定(ticlopidine,抵克利得)

1. 作用与应用　对 ADP 介导的血小板活化具有强大、特异及不可逆的抑制作用。其作用机制如下:抑制 ADP 诱导的 α 颗粒分泌;抑制 ADP 诱导血小板 GPⅡb/Ⅲa 受体与纤维蛋白原结合位点的暴露,阻止纤维蛋白原与受体结合;拮抗 ADP 对 AC 的抑制作用,使细胞内 cAMP 含量增加。主要用于预防血栓栓塞性疾病,疗效优于阿司匹林,可使脑血管病及心肌梗死的病死率减少;亦可用于外周血管闭塞性疾病及糖尿病性视网膜病。

2. 不良反应及用药护理

(1)消化道反应,常见恶心、腹痛及腹泻,可于餐时或餐后给药。

(2)最严重的不良反应是骨髓抑制、中性粒细胞减少(发生率 2.4%)、血小板减少等。对长期用药者,应每 2 周进行白细胞计数及分类检查,同时注意观察患者有无瘀斑及齿龈出血等出血征象。

(3)尚有出血时间延长、皮疹及肝毒性等。

(4)血液病、有出血倾向者、近期消化道溃疡伴出血时间延长、白细胞和血小板减少者禁用,孕妇及哺乳期慎用。

氯吡格雷(clopidogrel,波立维)

氯吡格雷是噻氯匹定的乙酸衍生物,作用机制和效果与噻氯匹定相当,但比噻氯匹定更安全,可以广泛、有效和安全地用于急性冠状动脉综合征(ACS)等,在高危缺血事件患者中对比氯吡格雷和阿司匹林效果(clopidogrel versus aspirin patients at risk of ischemic events,CAPPIE 试验),可能优于阿司匹林。

四、凝血酶抑制药

阿加曲班(argatroban)

阿加曲班可逆地与凝血酶活性位点结合,抑制凝血酶催化或诱导的反应,包括血纤维蛋白的形成凝血因子Ⅴ Ⅷ和Ⅷ的活化蛋白酶 C 的活化及血小板聚集发挥其抗凝血作用。阿加曲班对游离的及与血凝块相连的凝血酶均具有抑制作用。适用于发病 48h 内的缺血性脑梗死急性期患者的神经症状(运动麻痹)、日常活动(步行、起立、坐位保持、饮食)的改善。严重不良反应有出血性脑梗死、脑出血、消化道出血、过敏性休克。

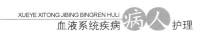

水 蛭 素（hirudin）

水蛭素为凝血酶特异抑制剂,具有很强的抗凝血作用。其作用的发挥是通过与凝血酶按 1∶1 比例紧密结合形成复合物,使凝血酶灭活。本品可用于预防术后血栓形成、经皮穿刺冠状血管成形术后再狭窄、不稳定型心绞痛、急性心肌梗死后溶栓的辅助治疗、DIC、血液透析及体外循环等。本品不激活纤溶系统,出血的不良反应少见,大剂量可能会引起出血,治疗期间为安全起见,定期测定凝血酶时间进行监控。

五、血小板膜糖蛋白Ⅱb/Ⅲa(GPⅡb/Ⅲa)受体阻断药

阿 昔 单 抗（abciximab）

本品是第一个获得美国食品与药品监督管理局(FDA)批准的 GPⅡb/Ⅲa 受体阻断剂,系由基因工程制备的重组鼠—人嵌合抗体,能特异性地阻断纤维蛋白原介导的血小板凝集,还具有抗凝、抑制趋化及促进平滑肌细胞凋亡的作用。主要用于经皮穿刺冠状血管成形术或动脉粥样化切除术,防止患者突然发生冠状血管堵塞引起心肌急性缺血的辅助治疗。不良反应是出血和血小板减少。

同类药物有拉米非班(lamifiban)、替罗非班(tirofiban)、西拉非班(sibrafiban)等。

第二节　促凝血药

促凝血药(coagulants)是指能加速血液凝固、抑制纤维蛋白降解或降低毛细血管通透性而止血的药物,又称止血药(haemostatics)。

一、促进凝血因子生成药

维 生 素 K（vitamin K）

维生素 K 的基本结构为甲萘醌,植物(苜蓿、菠菜、西红柿等)中存在的是维生素 K_1,腐败鱼粉及肠道细菌产生的是维生素 K_2,两者均为天然的脂溶性维生素,口服吸收需胆汁协助;维生素 K_3 和维生素 K_4 是人工合成品,为水溶性,其吸收不依赖于胆汁,口服可直接吸收,也可肌注。

1. 作用与应用

(1)止血　维生素 K 作为羧化酶的辅酶参与肝脏合成Ⅱ、Ⅶ、Ⅸ、Ⅹ 等凝血因子的合成。维生素 K 缺乏,使上述凝血因子停滞于无活性的前体物质状态,导致凝血障碍,引起出血。

(2)镇痛　与阿片受体或内源性阿片样物质介导有关。

2. 应用

(1)维生素 K 缺乏所致的出血　①梗阻性黄疸、胆瘘、广泛肠段切除后及慢性腹泻

所致的出血;②早产儿及新生儿出血;③长期口服广谱抗生素继发的维生素 K 缺乏及香豆素类和水杨酸过量引起的出血。

(2)镇痛 胆石症及胆道蛔虫症引起的胆绞痛。

(3)解救敌鼠钠(diphacin)中毒 敌鼠钠为香豆素型杀鼠药,误服可致中毒,引起凝血障碍,发生内脏和皮下出血,维生素 K 为特异性解救药。维生素 K $10\sim20$mg,肌注或静滴,每日 $2\sim3$ 次,重者每日可用至 120mg。

3. 不良反应及用药护理

(1)静注维生素 K_1 速度过快(滴速不能超过 5mg/min),可产生面部潮红、出汗、胸闷和血压骤降,甚至发生虚脱,一般以肌注为宜。

(2)维生素 K_3 和维生素 K_4 刺激性强,口服易引起恶心、呕吐等胃肠反应,宜饭后服用。

(3)早产儿、新生儿大量使用维生素 K_3 和维生素 K_4 可致溶血性贫血、高胆红素血症等,故不宜使用。遗传性葡萄糖-6-磷酸脱氢酶缺乏者可诱发溶血性贫血。

酚磺乙胺(etamsylate,止血敏,止血定)

1. 作用与应用 能使血小板数量增加,增强其聚集性和黏附性,促使血小板释放凝血活性物质,缩短凝血时间,加速血块收缩,产生止血作用;尚可增强毛细血管抵抗力,降低毛细血管通透性,减少血液渗出。止血作用迅速,静脉注射后 1h 作用达高峰,可维持 $4\sim6$h。

临床主要用于预防和治疗外科手术出血过多、血小板减少性紫癜或过敏性紫癜以及其他原因引起的出血。

2. 不良反应及用药护理 可有恶心、头痛、皮疹、暂时性低血压等;偶有静脉注射后发生过敏性休克的报道。本品可与其他类型止血药如氨甲苯酸、维生素 K 并用,但不可与氨基己酸注射液混合使用。使用前如发现溶液浑浊,瓶身细微破裂者,均不可使用。

二、抗纤维蛋白溶解药

氨甲苯酸(aminomethylbenzoic acid,PAMBA,止血芳酸)

1. 作用与应用 低剂量竞争性抑制纤溶酶原激活因子,使纤溶酶原不能转变为纤溶酶,大剂量应用直接抑制纤溶酶的活性,抑制纤维蛋白的降解而止血。氨甲环酸的止血机制与 PAMBA 相同,但作用较强,主要用于防治纤溶亢进引起的出血,如富含纤溶酶原激活物的脏器外伤或手术出血(前列腺、尿道、肺、肝、胰、甲状腺及肾上腺等);产后出血及应用 SK、UK 及 t-PA 过量所致的出血。

2. 不良反应 较少见,过量引起血栓性疾病,并可诱发心肌梗死,有血栓形成倾向或血栓栓塞病史者禁用或慎用。静注时速度宜缓慢,并应注意观察患者的血压和心率(律)变化,以防不测。

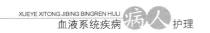
三、作用于血管的促凝药

垂体后叶素(pituitrin)

1. 作用及应用 是脑垂体后叶分泌的含氮激素,包括缩宫素和加压素。其中加压素具有收缩血管作用,对内脏血管作用明显,特别是对肺、肠系膜血管的收缩作用,减少肺及门静脉的血流量和压力而发挥止血作用,适用于肺咯血及门脉高压引起的上消化道出血;尚有抗利尿作用,增加肾远曲小管和集合管对水的重吸收,减少尿量,用于尿崩症的治疗。

2. 不良反应 需注射给药,静注过快可引起面色苍白、心悸、胸闷、腹痛、血压升高、过敏反应,故应缓慢注射。高血压、冠心病及心力衰竭患者禁用。

第三节　抗贫血药

贫血是指循环血液中红细胞数量或血红蛋白含量低于正常。根据病因和发病机制,将贫血分为由于铁缺乏所致的缺铁性贫血,由叶酸或维生素 B_{12} 缺乏所致的巨幼红细胞性贫血和骨髓造血功能低下所致的再生障碍性贫血。对贫血的治疗主要采用对因及补充疗法。

铁 剂 (chalybeatus)

临床上常用的铁剂有:口服铁剂为硫酸亚铁(ferrous sulfate)、枸橼酸铁铵(ferric ammonium citrate)、富马酸亚铁(ferrous fumarate)、琥珀酸亚铁(ferrous succinate)等;注射铁剂有山梨醇铁(iron sorbit)和右旋糖酐铁(iron dextran)。

1. 体内过程 铁是人体必需元素,食物及铁剂中的铁以 Fe^{2+} 形式主要在十二指肠及空肠上段被吸收,入血的 Fe^{2+} 被氧化为 Fe^{3+} ,再与转铁蛋白结合成血浆铁,转运至肝、脾、骨髓等贮铁组织与去铁蛋白结合成铁蛋白而贮存。能促进 Fe^{3+} 还原为 Fe^{2+} 的因素,有助于铁的吸收。促进铁吸收的因素有:维生素 C、稀盐酸、果糖、半胱氨酸等还原性物质;妨碍铁吸收的因素有:食物中的钙盐、高磷酸盐、茶叶、鞣酸制剂、抗酸药及四环素类药物等。以上物质可使铁沉淀,妨碍其吸收。

2. 作用与应用 铁是红细胞成熟阶段合成血红素的必需物质。吸收到骨髓的铁,吸附在红细胞膜表面并入线粒体与原卟啉结合而形成血红素,再与珠蛋白结合成血红蛋白。缺铁时,血红素生成减少,红细胞中的血红蛋白减少,但由于原红细胞增殖能力和成熟过程不受影响,故红细胞量不少,只是红细胞体积较正常小,故又称低色素小细胞性贫血。

铁剂适应于各种原因所致的缺铁性贫血,疗效极佳。如①失铁过多:月经过多、消化性溃疡、痔疮、钩虫病、子宫肌瘤等急慢性失血;②需铁量增加:妊娠、哺乳期及儿童生长期;③吸收障碍:萎缩性胃炎、胃癌及慢性腹泻等。血红蛋白恢复正常值需 1～3 个月,此后,铁剂需减半量继续服用 2～3 个月,使体内铁贮存恢复正常。

3. 不良反应及用药护理

(1)胃肠道反应 可致恶心、呕吐及上腹痛,饭后服可减轻;铁与肠道硫化氢结合而生成硫化铁,减少硫化氢对肠蠕动的刺激作用,可引起便秘和黑便。应告知患者,服药期间大便变深绿色或黑色,为正常现象;服用铁剂时勿与浓茶、牛奶及含鞣酸的饮料同时服用,以免影响吸收;服用糖浆剂时,应使用吸管,服后漱口,以防牙齿染黄。

(2)急性中毒 小儿误服 1g 以上可致急性中毒,表现为急性坏死性胃肠炎症状,严重时可引起休克,甚至昏迷。急救可用 1％碳酸氢钠或 5％磷酸盐溶液洗胃,并用特殊解毒剂去铁胺(deferoxamine)注入胃内以结合残存的铁。

叶 酸(folic acid)

叶酸广泛存在于动、植物中,尤以绿叶蔬菜、肝、酵母中含量较多,属于水溶性 B 族类维生素,人体必须从食物中获得,每日最低需求量为 50～100μg。

1. 作用与应用 叶酸进入体内后,在二氢叶酸还原酶的作用下还原为四氢叶酸(THFA),后者为一碳单位的传递体,参与嘌呤核苷酸和脱氧胸苷酸的合成,以及某些氨基酸的互变,并与维生素 B12 共同促进红细胞的生长和成熟。

主要用于:①各种巨幼红细胞性贫血;②二氢叶酸还原酶抑制剂(甲氨蝶呤、乙胺嘧啶及甲氧苄啶)所致的巨幼红细胞性贫血:因 THFA 生成障碍,必须用亚叶酸钙治疗;③维生素 B12 缺乏所致的恶性贫血:大剂量叶酸仅能纠正贫血症状,但不能改善神经症状,治疗时应以维生素 B12 为主,叶酸为辅。

维 生 素 B12(vitamin B12,氰钴胺,钴胺素)

维生素 B12 是唯一含金属的水溶性维生素,主要存在于动物性食物中,尤以肝脏、肉类、蛋类、牡蛎等食物中含量较丰富。因其结构中含有微量元素钴而呈红色,又称红色维生素。人体生理需要量为每日 1～2μg。

1. 体内过程 口服维生素 B12 必须与胃壁细胞分泌的糖蛋白即"内因子"结合,才能免受胃液消化,有利于空肠吸收。约 90％贮存于肝脏,少量经胆汁排泄,注射维生素 B12 大部分经肾排泄。

2. 作用与应用 维生素 B12 参与机体多种生化代谢过程,为细胞分裂和维持有髓神经功能完整所必需。

(1)促进叶酸再循环利用 作为辅酶参与同型半胱氨酸甲基化生成甲硫氨酸反应,促进 5-甲基四氢叶酸转化为 THFA。

(2)维持有髓神经功能完整 作为辅酶促进甲基丙二酰 CoA 转变为琥珀酰 CoA,后者进入三羧酸循环。维生素 B12 缺乏时,叶酸代谢循环受阻,红细胞发育成熟迟缓,导致叶酸缺乏症,如恶性贫血;有髓神经的磷脂合成障碍,使其结构缺损而出现神经损害症状,如记忆力减退、头痛、痴呆等。

主要用于恶性贫血和巨幼红细胞性贫血,也可作为神经系统疾病(神经炎及神经萎缩等)、肝脏疾病的辅助治疗。

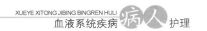

3.不良反应及用药护理

（1）肌注偶致过敏反应，如皮疹、瘙痒、腹泻及过敏性哮喘，个别发生过敏性休克。有过敏史者禁用。

（2）可引起低血钾和高尿酸血症。

（3）恶性贫血口服无效，必须肌内注射，并终身使用。

（4）治疗前应了解患者的饮食习惯，尤其对素食者应加强饮食指导。

红细胞生成素（erythropoietin，EPO）

红细胞生成素是由肾脏皮质近曲小管管周细胞分泌的一种糖蛋白，现用基因重组技术合成。

1.作用与应用 刺激红系干细胞增生和成熟，使红细胞数和血红蛋白量增加；稳定红细胞膜，提高红细胞膜的抗氧化功能。主要用于肾性贫血、肾衰竭血液透析的贫血、恶性肿瘤化疗和艾滋病药物治疗所致的静脉给药。

2.不良反应及用药护理 静脉给药约 10% 的患者可出现自限性的流感样症状。慢性肾衰竭患者在治疗后，当红细胞压积上升过快时，可出现血压升高及癫痫发作，血液黏度可明显增高，应注意防止血栓形成。

第四节　促白细胞增生药与血容量扩充药

一、促白细胞增生药

维生素 B_4、鲨肝醇等作为升白细胞药应用多年，但疗效较差。随着基因重组及克隆技术的发展，集落刺激因子在临床中得以推广应用。

粒细胞集落刺激因子（granulocyte-CSF，G-CSF）

粒细胞集落刺激因子是血管内皮细胞、单核细胞和成纤维细胞合成的糖蛋白。重组 G-CSF 是由 175 个氨基酸残基组成的糖蛋白。

1.作用与应用 本品可促进粒细胞集落的形成，促进造血干细胞向中性粒细胞增殖、分化；动员成熟中性粒细胞从骨髓进入外周；增强中性粒细胞趋化及吞噬功能。对吞噬细胞、巨核细胞影响很小。用于骨髓移植后及肿瘤化疗后严重中性粒细胞缺乏症，骨髓增生异常综合征、再生障碍性贫血伴发的中性粒细胞减少症，先天性、特发性中性粒细胞减少症。

2.不良反应及用药护理 大剂量过久使用，可产生轻、中度骨痛，皮下注射可有局部反应。用药期间宜定期检查血象，当中性粒细胞增至必要值以上时，需减少剂量或停药。有药物过敏史、过敏体质以及肝、肾、心、肺功能重度障碍的患者慎用。本品不能与化疗药同时应用，必须在化疗停止 1～3 天后应用。不得与其他注射液混合使用，静滴速度要慢。

<h1 style="text-align:center">粒 细 胞-吞 噬 细 胞 集 落 刺 激 因 子</h1>
（granulocyte-macrophage colony stimulating factor，GM-CSF）

粒细胞-吞噬细胞集落刺激因子在 T-淋巴细胞、单核细胞、成纤维细胞、血管内皮细胞均有合成。它与白细胞介素 3(interleukin 3)共同作用于多向干细胞和多向祖细胞等细胞分化较原始部位，因此可刺激粒细胞、单核细胞、吞噬细胞及巨核细胞的集落形成和增生，对红细胞增生也有间接影响；可增加成熟中性粒细胞的吞噬功能和细胞毒作用。临床应用的也为基因重组，如沙格司亭。主要用于肿瘤化疗、骨髓移植、再生障碍性贫血及艾滋病引起的中性粒细胞缺乏症。不良反应有发热、骨痛、腹泻、皮炎、流感样症状等。个别患者首次静滴可出现潮红、呕吐、低血压、呼吸急促等症状。

二、血容量扩充药

大量失血或失血浆（如烧伤）可引起血容量降低，导致休克。迅速补足以至扩充血容量是抗休克的基本疗法。除全血和血浆外，也可应用人工合成的血容量扩充剂。对血容量扩充剂的基本要求是能维持血液胶体渗透压；排泄较慢；无毒、无抗原性。

<h2 style="text-align:center">右 旋 糖 酐（dextran）</h2>

右旋糖酐是葡萄糖的聚合物，由于聚合的葡萄糖分子数目不同，可得不同相对分子质量的产品。临床应用的有中相对分子质量（平均相对分子质量为 70000），低相对分子质量（平均相对分子质量为 40000）和小相对分子质量（平均相对分子质量为 10000）右旋糖酐，分别称右旋糖酐 70、右旋糖酐 40 和右旋糖酐 10。

1.作用 右旋糖酐相对分子质量较大，不易渗出血管，可提高血浆胶体渗透压，从而扩充血容量，维持血压。作用强度与维持时间依中、低、小相对分子质量而逐渐缩小。低分子和小分子右旋糖酐能抑制血小板和红细胞聚集，降低血液黏滞性，并对凝血因子Ⅱ有抑制作用，因而能防止血栓形成和改善微循环。它们还有渗透性利尿的作用。

2.体内过程 右旋糖酐 70 在血液中存留时间较久，24h 约排出 50%，作用维持 12h。右旋糖酐 10 则仅维持 3h。

3.应用 各类右旋糖酐主要用于低血容量休克，包括急性失血、创伤和烧伤性休克。低分子右旋糖酐由于能改善微循环，抗休克效应更好。低、小分子右旋糖酐也用于 DIC、血栓形成性疾病，如脑血栓形成、心肌梗死、心绞痛、血管闭塞性脉管炎、视网膜动静脉血栓等。

4.不良反应及用药护理 少数患者用药后出现皮肤过敏反应，极少数人可出现过敏性休克。故首次用药应严密观察 5~10min，发现症状，立即停药，及时抢救。用量过大可出现凝血障碍。禁用于血小板减少症及出血性疾病。心功能不全者慎用。

<h2 style="text-align:center">羟 乙 基 淀 粉（hydroxyethyl starch 或 hetastarch，HES）</h2>

羟乙基淀粉由高相对分子质量支链淀粉降解，在碱性条件下以环氧乙烷进行羟基化，并经进一步加工处理后制成。HES 的效应取决于其平均相对分子质量和取代级

(MS),平均相对分子质量关系到扩容效果,取代级与在血液循环中停留时间有关,淀粉经羟乙基化后获得抗淀粉酶的能力,降解速度减慢,半衰期延长。

1.作用 706代血浆,平均相对分子质量25000～45000,属低相对分子质量高取代级,由于降解后未经提取,存在高过敏原,用量稍大引起凝血机制下降,扩容效力较低,临床难以广泛应用。目前常用的是6%HES制剂,属中分子低取代级。其提高渗透压突出,对渗透压下降引起的血管内容量不足和组织水肿疗效好。万汶为新一代HES,平均相对分子质量130000,取代级0.38～0.45(中相对分子质量低取代级),浓度6%。长期应用无蓄积,对肾功无影响,更安全,可用于婴幼儿。

2.应用 预防和治疗各种原因的低血容量休克、血栓性疾病、体外循环时的预充液、红细胞的保存液及预防急性肾衰竭。

3.不良反应及用药护理 ①类过敏反应:可能系羟乙基淀粉被代谢成不同大小分子,其中高相对分子质量颗粒直接激活补体或激肽等而诱发变态反应;②凝血功能改变:临床应限量使用,且输入期间应严密监测凝血功能。

明胶制剂(gelatins)

明胶制剂是以精制动物皮胶或骨胶为原料,经化学合成的血浆容量扩充药。目前应用的有尿素交联明胶(如:血代、菲克血浓)、变性液体明胶(如:血安定)。

1.作用与应用 明胶制剂相对分子质量相对较小,血管内存留时间较短,维持血容量的有效时间3～4h,易被肾排泄,对凝血功能影响轻,没有明显剂量限制。临床用于防治低血容量性休克、体外循环预充、血浆置换、预防和纠正硬膜外、腰麻的低血压,是创伤急救节约用血和血液保护必不可少的药物。

2.不良反应及用药护理 变态反应,由明胶类直接作用于肥大细胞和嗜碱性粒细胞释放化学介质所致,一些风湿患者有抗胶原抗体,与明胶过敏样反应有关,需慎用,预先给H_1受体阻断药可减少变态反应发生。

全氟碳化合物(perfluorocarbon,PFC)

全氟碳化合物是将碳氢化合物中的氢原子全部由氟原子替代而产生的一种类环状或直链状有机化合物。直径在$0.2\mu m$以下,是不溶于水的惰性物质,除溶解一些气体和极少数物质外,对蛋白质、脂类、糖类、无机盐和氢原子完全不溶,与血液也不相混合。化学性质非常稳定,无毒,在体内不发生代谢转化。大部分在失去表面活性后由肺排出,几乎不由肾排出,粪便仅排出微量。另一部分进入肺、脾等被吞噬细胞吞噬。输注后96h内对单核-吞噬细胞有一定抑制,很快恢复。PFC必须制成不溶于水的乳剂,否则易造成栓塞,平均相对分子质量在45000左右,扩容效果好。

1.作用与应用 目前应用的氟碳乳剂有两种:Fluosol-DA(20%),Fluosol-43。与其他血浆容量扩充药不同之处:PFC具有载氧能力。对急性出血性休克输注PFC,可使血氧含量增加升高,心排出量增加,血压上升,心率加快,抗休克作用优于羟乙基淀粉。

2.不良反应及用药护理 有组织纤维化、诱发粒细胞聚集的自限性急性反应、个别人一过性血压下降,输注前应先静脉注射1ml试验剂量,密切观察10min,无反应再给全量。

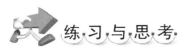练·习·与·思·考

(一)选择题

A1 型题

1.体内体外均有抗凝作用的药物是　　　　　　　　　　　　　　　　　　(　　)

　　A. 华法林　　　B. 肝素　　　　　C. 链激酶　　　D. 枸橼酸钠　　E.右旋糖酐

2.肝素的抗凝血作用机制是　　　　　　　　　　　　　　　　　　　　　(　　)

　　A. 抑制凝血因子的合成

　　B. 直接灭活各种凝血因子

　　C. 激活抗凝血酶Ⅲ(AT-Ⅲ),灭活多种凝血因子

　　D. 激活纤溶酶

　　E. 抑制血小板聚集

3.肝素过量引起的自发性出血应用下列何药对抗　　　　　　　　　　　　(　　)

　　A. 维生素 K　　　　　　　B. 氨甲苯酸　　　　　　C. 垂体后叶素

　　D. 鱼精蛋白　　　　　　　E. 右旋糖酐

4.关于肝素,以下哪一项是错误的　　　　　　　　　　　　　　　　　　(　　)

　　A. 肝素过量能引起骨质疏松　　　　　　B. 肝素不能口服

　　C. 肝素是通过 AT-Ⅲ 起作用　　　　　　D. 肝素用量越大,其抗凝活性 $t_{1/2}$ 越长

　　E. 肝素只在体外有抗凝作用

5.肝素的不良反应不包括　　　　　　　　　　　　　　　　　　　　　　(　　)

　　A. 自发性出血　　　　　B. 升高血糖　　　　　　C. 血小板减少

　　D. 过敏反应　　　　　　E. 骨质疏松

6.肝素的禁忌证不包括　　　　　　　　　　　　　　　　　　　　　　　(　　)

　　A. 脑出血　　　　　　　B. 活动性溃疡病　　　　C. 血小板减少症

　　D. 心肌梗死　　　　　　E. 严重高血压

7.华法林(双香豆素类)的抗凝血作用机制是　　　　　　　　　　　　　　(　　)

　　A. 能对抗凝血因子Ⅱa、Ⅶa、Ⅸa、Ⅹa　　　B. 激活纤溶酶

　　C. 加速 AT-Ⅲ 对凝血因子的灭活　　　　　D. 抑制血小板聚集反应

　　E. 影响凝血因子Ⅱ、Ⅶ、Ⅸ、Ⅹ的合成

8.关于香豆素类抗凝血药,哪一项是错误的　　　　　　　　　　　　　　(　　)

　　A. 发挥作用慢,维持时间长　　　　　　B. 维生素 K 能对抗其抗凝血作用

　　C. 体内外都有抗凝作用　　　　　　　　D. 口服就有抗凝作用

　　E. 华法林作用比双香豆素出现作用快,维持时间短

9.双香豆素过量引起的自发性出血应用下列何药对抗　　　　　　　　　　(　　)

　　A. 鱼精蛋白　　　　　　B. 叶酸　　　　　　　　C. 维生素 K

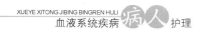
D. 尿激酶　　　　　　E. 维生素 B₁₂

10. 治疗急性血栓栓塞性疾病最好选用　　　　　　　　　　　　　　（　　）

　　A. 肝素　　　B. 华法林　　　　C. 尿激酶　　　D. 右旋糖酐　　E. 双香豆素

11. 抗血小板药不包括　　　　　　　　　　　　　　　　　　　　　　（　　）

　　A. 双嘧达莫　　　　　　B. 阿司匹林　　　　　　　C. 噻氯匹定

　　D. 尿激酶　　　　　　　E. 阿昔单抗

12. 对新形成的血栓不具有溶栓作用的药物是　　　　　　　　　　　（　　）

　　A. 链激酶　　　　　　　B. 组织纤溶酶原激活物　　　C. 瑞替普酶

　　D. 尿激酶　　　　　　　E. 肝素

13. 给药前，先给糖皮质激素以防过敏的药物是　　　　　　　　　　（　　）

　　A. 醋硝香豆素　　　B. 肝素　　　C. 华法林　　　D. 枸橼酸钠　　E. 链激酶

14. 仅用作体外抗凝的药物是　　　　　　　　　　　　　　　　　　　（　　）

　　A. 枸橼酸钠　　B. 肝素　　　C. 华法林　　　D. 尿激酶　　　E. 链激酶

15. 抗血栓药不包括　　　　　　　　　　　　　　　　　　　　　　　（　　）

　　A. 抗凝药　　　　　　　B. 抗血小板药　　　　　　　C. 凝血酶抑制药

　　D. 纤维蛋白溶解药　　　E. 促凝血药

16. 维生素 K 的药理作用是　　　　　　　　　　　　　　　　　　　（　　）

　　A. 促进血红蛋白合成　　　　　　　　　B. 抑制血小板聚集

　　C. 抑制凝血块内的凝血酶　　　　　　　D. 促进纤维蛋白溶解

　　E. 参与凝血因子 Ⅱ、Ⅶ、Ⅸ、Ⅹ 的合成

17. 维生素 K 的适应证不包括　　　　　　　　　　　　　　　　　　（　　）

　　A. 新生儿出血　　　　B. 梗阻性黄疸、胆瘘　　　C. 双香豆素过量所致的出血

　　D. 产后出血　　　　　E. 口服广谱抗生素所致的出血

18. 以下何种药物因静注过速可致出汗、胸闷、血压下降，甚至发生虚脱　　（　　）

　　A. 维生素 K₁　　B. 维生素 K₃　　C. 肝素　　　D. 链激酶　　　E. 尿激酶

19. 治疗纤维蛋白溶解亢进所致的出血宜用　　　　　　　　　　　　（　　）

　　A. 鱼精蛋白　　B. 维生素 K　　C. 氨甲苯酸　　D. 酚磺乙胺　　E. 维生素 C

20. 治疗门脉高压引起的上消化道出血宜用　　　　　　　　　　　　（　　）

　　A. 酚磺乙胺　　B. 维生素 K　　　C. 氨甲苯酸　　D. 垂体后叶素　E. 氨甲环酸

21. 服铁剂时哪种药物和食物同服不妨碍铁的吸收　　　　　　　　　（　　）

　　A. 浓茶　　　B. 抗酸药　　　C. 四环素　　　D. 维生素 C　　E. 牛奶

22. 促进铁吸收的因素有　　　　　　　　　　　　　　　　　　　　　（　　）

　　A. 碳酸氢钠　　B. 浓茶　　　C. 牛奶　　　D. 四环素　　　E. 稀盐酸

23. 既能治疗恶性贫血，又可作为神经系统辅助用药的是　　　　　　（　　）

　　A. 硫酸亚铁　　　　　　B. 甲酰四氢叶酸　　　　　　C. 叶酸

　　D. 维生素 B₁₂　　　　　E. 维生素 C

24. 哪种原因引起的贫血用铁剂治疗无效 （　　）

    A. 慢性腹泻　　　　　B. 疟疾　　　　　　　C. 内因子缺乏

    D. 钩虫病　　　　　　E. 月经过多

25. 长期应用甲氨蝶呤、乙胺嘧啶及甲氧苄啶所致的巨幼红细胞性贫血宜用 （　　）

    A. 铁剂　　　　B. 亚叶酸钙　　　C. 维生素 B_{12}　　　D. 叶酸　　　　E. 维生素 C

26. 右旋糖酐的药理作用不包括 （　　）

    A. 扩充血容量　　　　B. 抗血栓　　　　　　C. 抑制血小板聚集

    D. 渗透性利尿　　　　E. 抑制纤维蛋白溶解

A2 型题

27. 患者,有心肌梗死史,口服华法林抗凝辅助治疗,近来由于类风湿关节炎发作,服用阿司匹林抗炎抗风湿,出现鼻出血、齿龈出血、皮肤瘀斑等出血现象,用何药对抗 （　　）

    A. 鱼精蛋白　　　　　B. 钙剂　　　　　　　C. 氨甲苯酸

    D. 酚磺乙胺　　　　　E. 维生素 K

28. 一位大出血患者输入 2000ml 用枸橼酸钠抗凝的血浆后,出现手足抽搐、心功能不全、血压下降等症状,宜用何药解救 （　　）

    A. 肾上腺素　　　　　B. 多巴胺　　　　　　C. 去甲肾上腺素

    D. 钙剂　　　　　　　E. 地高辛

A3/A4 型题

(29—30 题共用题干)

患者,男性,60 岁,有高血压史,最近经常咳嗽,痰中带血,诊断为肺炎伴肺出血。

29. 该患者宜用下列哪种止血药 （　　）

    A. 氨甲苯酸　B. 垂体后叶素　C. 尿激酶　　　D. 华法林　　　E. 维生素 K

30. 该患者使用你选择的止血药,特别应监护的项目有 （　　）

    A. 呼吸　　B. 心律　　　C. 血压　　　D. 血常规　　　E. 尿常规

(二)填空题

31. 抗凝血药中,体内体外均有抗凝作用的是＿＿＿＿＿;仅体内有抗凝作用的是＿＿＿＿＿;对新鲜血栓有溶栓作用的是＿＿＿＿＿和＿＿＿＿＿。

32. 肝素过量所致的自发性出血可用＿＿＿＿＿对抗;华法林过量所致的自发性出血可用＿＿＿＿＿;尿激酶过量引起的自发性出血可用＿＿＿＿＿。

33. 小细胞低色素性贫血可选用＿＿＿＿＿治疗;巨幼红细胞性贫血可选用＿＿＿＿＿和＿＿＿＿＿治疗,而恶性贫血需补充＿＿＿＿＿,必须＿＿＿＿＿,并＿＿＿＿＿。

34. 为防止血液凝固,采血时常在每＿＿＿＿＿全血中加入 2.5% ＿＿＿＿＿溶液 10ml。

35. 小儿误服 1g 以上铁剂可致急性中毒,急救可用＿＿＿＿＿或＿＿＿＿＿溶液洗胃,并用特殊解毒剂＿＿＿＿＿注入胃内以结合残存的铁。

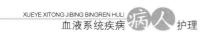

36. 右旋糖酐可致过敏性休克,故用药前需 _____、_____。滴注速度宜_____。

(三)问答题

37. 比较肝素、华法林、尿激酶的抗凝作用特点、机制、应用及自发性出血解救的异同点。

38. 试述维生素 K 和氨甲苯酸的止血机制、应用、主要不良反应及用药护理。

39. 硫酸亚铁、叶酸及维生素 B_{12} 分别用来治疗何种类型的贫血?为什么叶酸可纠正维生素 B_{12} 缺乏引起的贫血症状而不能纠正神经症状?

(陈　群)

第三章　血液系统疾病患者的护理

📖☆☆ 学习目标

1. 掌握血液病常见症状的护理评估和护理措施。
2. 了解血液病的概念,熟悉血液病常见症状的分类。
3. 能判断是否贫血及贫血的严重程度;能判断内脏出血及颅内出血的征象,并及时采取急救措施;能判断患者是否发生继发感染;并能及时给予妥当的护理和健康教育。
4. 掌握缺铁性贫血、障碍性贫血、溶血性贫血患者的护理措施、注意事项和健康教育内容。
5. 熟悉缺铁性贫血、障碍性贫血、溶血性贫血的概念、程度、病因和临床特征。
6. 了解缺铁性贫血、障碍性贫血、溶血性贫血的发病机制。
7. 能评估白血病患者的病情变化,能及时采取护理措施,能进行化疗护理,体现人文关怀。
8. 熟悉白血病、淋巴瘤、特发性血小板减少性紫癜、过敏性紫癜、弥漫性血管内凝血患者的临床特征、治疗原则。
9. 掌握白血病、淋巴瘤、特发性血小板减少性紫癜、过敏性紫癜、弥漫性血管内凝血患者的护理措施和健康教育内容。
10. 了解白血病、淋巴瘤、特发性血小板减少性紫癜、过敏性紫癜、弥漫性血管内凝血的概念、分类、病因及发病机制。
11. 运用所学知识能评估以上血液系统疾病患者的病情,能准确采取护理措施,完成健康指导。
12. 培养具有高度责任感和尊重、关心爱护患者,以及耐心、细致的态度。

第一节　血液系统常见症状与体征的护理

DAORU QINGJING

导入情景

情景描述:

　　假如医院护理部通知你,你下个月将轮岗到血液科进行护理工作。

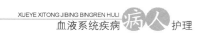
请问:血液患者常见的症状与体征有哪些?该如何护理?

血液系统疾病系指原发或主要累及血液和造血器官的疾病,简称血液病。造血系统包括血液、骨髓、脾、淋巴结以及分散在全身各处的淋巴和单核-吞噬细胞系统。引起血液病的原因相当复杂,它可以原发于造血系统,其中大多数是先天性造血功能缺陷或骨髓成分的恶变,如白血病、淋巴癌等;也可由其他系统疾病、免疫性疾病、营养缺乏、代谢异常、理化因素以及感染等对造血系统造成的损害或不良反应,导致其骨髓成分有较明显的改变。

血液病的种类较多,包括各类红细胞疾病、白细胞疾病以及出血性疾病。其共同特点多表现为外周血中的细胞和血浆成分的病理性改变,机体免疫功能低下以及出、凝血机制的功能紊乱,还可出现骨髓、脾、淋巴结等造血组织和器官的结构及其功能异常。

血液病大多数出现贫血、出血或出血倾向和继发感染三大主要症状。

一、常见症状体征

1. 贫血　疲乏、困倦、软弱无力为贫血最早出现的症状,皮肤黏膜苍白是贫血最突出的体征,常为患者就诊的主要原因。检查以睑结膜、口唇与口腔黏膜、舌质、甲床及手掌等部位的结果较为可靠,但应注意皮肤色素、厚度、皮下脂肪及皮下组织水分的影响。其他表现为头痛、头晕、耳鸣、晕厥、神志模糊、感觉障碍;活动后心悸、气促、心跳加快、心尖区及肺动脉瓣区出现收缩区出现收缩期杂音;食欲不振、恶心、呕吐、腹胀、腹泻或便秘;多尿、蛋白尿、性功能减退,女性月经不调等。

2. 出血或出血倾向　出血或出血倾向是指自发性多部位出血和(或)轻度受伤后出血不止,如皮肤黏膜反复自发性出血、轻微外伤致大血肿、拔牙后出血不止,皮肤、黏膜、消化道或泌尿道等多处同时出血。出血或出血倾向是许多不同疾病及不同出血机制的共同表现,以皮肤瘀点、瘀斑,牙龈出血,鼻出血为常见。内脏出血可表现为便血、尿血、咯血等。颅内出血最为严重,多突发剧烈头痛、呕吐、瞳孔大小不对称,甚至昏迷而死亡。凝血因子缺乏可表现关节出血,主要发生于血友病,各关节均可累及,依次为膝、踝、髋、肘、腕、肩及手指小关节,先有疼痛和压痛,继之肿胀。轻者无后遗症,重者关节强直及畸形,相应部位肌肉收缩。还可形成血肿,多于外伤后数日形成。时间久者血肿周围可形成伪包膜,称血友病性血囊肿,压迫和破坏周围组织。

3. 继发感染　继发感染系指血液病患者由于机体防御功能低下,易致细菌侵袭而引起感染。血液病患者防御功能低下的主要原因是由于骨髓病变影响正常成熟白细胞形成,使吞噬作用、免疫反应和抗体形成等功能减退所致。同时患者进食不佳导致营养不良也使机体抵抗力下降。继发感染是白血病患者最常见的死亡原因之一。感染可发生在各个部位,其中以口咽部感染如口腔炎、牙龈炎、咽峡炎最常见,肺部感染、肛周炎亦常见。尿道感染则女性为多见。发热是继发感染最常见的症状,具有持续时间长、热型不一、一般抗生素治疗效果不理想的特点。

二、护　理

(一)贫血

【护理评估】

1. 健康史　详细询问有无疲乏、肌肉无力、头痛、眩晕、晕厥、心悸、呼吸困难;有无出血史、呕血、黑便、深咖啡色尿;育龄女性有无月经过多,妊娠、生育(或流产)和哺乳情况;有无营养缺乏或偏食情况;工种和生活环境中有无化学毒物或放射性物质接触史;起病前有无服用可引起贫血的药物;有无慢性炎症、感染、肾病、肝病、恶性肿瘤、内分泌功能紊乱等疾病的症状;家族史中有无地中海贫血、遗传性球形红细胞增多症等疾病。询问患者年龄、既往健康史,特别注意有无急、慢性失血,饮食习惯,贫血发生的速度,特别注意内脏大出血和突然发生的溶血性贫血。

2. 身体状况　除生命体征、皮肤黏膜等常规检查外,应重点评估与贫血严重程度相关的体征,如皮肤黏膜的苍白程度、心率及其变化、有无杂音及心力衰竭表现等;还应注意有无不同类型贫血的特殊体征和原发病的体征,如缺铁性贫血的反甲,营养性巨幼细胞性贫血的末梢神经炎,溶血性贫血的黄疸,再生障碍性贫血的出血与感染,恶性血液病的肝、脾、淋巴结肿大等。

3. 实验室检查　如血常规、骨髓检查、尿常规、粪便常规、肝肾功能等。

表 3-1　贫血严重程度的划分标准

贫血的严重程度	血红蛋白浓度(g/L)	临床表现
轻度	>90	症状轻微
中度	60~90	活动后心悸、气促
重度	30~59	静息状态心悸、气促
极重度	<30	伴发贫血性心脏病

【护理诊断及相关因素】

1. 活动无耐力　与贫血导致机体组织缺氧有关。

2. 营养失调:低于机体需要量　与各种原因导致造血物质摄入不足、消耗增加或丢失过多有关。

3. 有感染的危险　与贫血引起机体抵抗力下降有关。

【护理目标】

1. 贫血减轻或消除。

2. 造血营养素的缺乏得到纠正。

3. 无感染发生。

【护理措施】

1. 休息与活动　指导患者合理休息与活动,减少机体耗氧量,缓解心肺功能的负担,减轻症状。轻、中度贫血亦应增加休息时间,注意劳逸结合,避免过度劳累。

2.饮食护理 应给予高蛋白、富含维生素、富有营养的食物,以补充造血原料。红细胞的生成除需要糖、脂肪、蛋白质外,还需要铁、铜、钴、维生素、叶酸、核黄素等。选择食物种类时必须予以考虑多样化,同时宜清淡、易消化以减轻消化系统负担。

3.病情观察 贫血致全身各组织器官缺氧而发生病理性改变,出现各系统症状。应加强全身情况的观察,尤其是心血管和神经系统的变化,一有发现,应积极采取相应的护理措施并与医师联系,按医嘱使用有关药物,积极配合治疗。

4.预防感染 因各系统均缺血、缺氧而致机体免疫功能低下,全身抵抗力下降而易招致感染,尤以皮肤黏膜更易感染,故应保持皮肤、口腔、会阴部清洁,必要时按医嘱使用抗生素。

5.并发症的预防 对急性大出血患者需输新鲜血或成分输血,应积极做好配血、输血,输血过程中注意病情观察;贫血的原因很多,治疗贫血的关键在于病因治疗。应配合医生积极寻找和分析失血原因,采取相应措施;对骨髓造血功能衰竭的患者,应配合医生做好各项检查如骨髓穿刺等,同时按医嘱做好骨髓移植的各项准备。

【护理评价】

1.患者活动情况,是否恢复正常。

2.造血原料的缺乏是否得到纠正。

3.有无感染发生,或感染有无得到控制。

（二）出血或出血倾向

【护理评估】

1.健康史 注意询问患者出血发生急缓、主要部位与范围。主要以皮肤及黏膜出现瘀点、瘀斑为主,多提示血小板或血管性出血。轻伤后出血不止,以深部组织(肌肉关节腔)出血为主,则提示凝血因子缺乏。此外,前两者往往于外伤后可即刻出血,持续时间短;后者出血发生缓慢,持续时间长。仔细观察出血部位,皮肤、黏膜、牙龈、鼻腔等部位的出血较常见,易观察到;呕血、便血或血尿应注意出血量;颅内出血不易察觉,后果严重,应特别警惕。询问有无药物接触史。遗传性出血性疾病应询问祖父母、父母及兄弟姐妹以及外祖父母有无类似病史及出血史。

2.身体状况 重点评估有无与出血相关的体征及特点。观察出血点、紫癜、瘀斑的形态分布是否对称、是平坦还是高出表皮。有无肌肉出血或关节腔出血,有无全身性疾病表现。轻度出血者可无明显临床征象,中度出血者可产生头晕、乏力,脉搏及血压下降、脉率增快,重度出血者有烦躁不安、出冷汗、四肢厥冷、尿少或尿闭,甚至意识模糊等。

3.实验室检查 可先采用一些较简单的化验进行筛选,查明在哪一环节有问题,然后再做较复杂的确诊性试验。主要检查有无血小板计数下降、出血与凝血时间延长、束臂试验阳性、凝血因子缺乏等改变。

【护理诊断及相关因素】

1.有损伤的危险:出血 与血小板异常及凝血机制障碍有关。

2. 恐惧　与出血量大或反复出血有关。

【护理目标】

1. 出血减少或停止,无颅内出血等并发症。

2. 恐惧程度减轻或消除。

【护理措施】

1. 保持环境安静、安全　发生出血的患者往往惊恐不安,应使患者保持冷静,并注意环境安全,向患者及家属解释病情,配合医护人员止血。

2. 饮食护理　避免进食粗糙的食物,以防消化道出血。

3. 指导患者使用软毛牙刷,不用牙签剔牙,以防牙龈损伤;忌挖鼻孔及用力擤鼻涕以防出血,平时可常涂液状石蜡,保持鼻黏膜湿润。

4. 护理操作应轻柔　尽量避免肌肉和皮下注射,以防出血。必须注射时,于拔针后立即压迫局部。鼻出血者用碘仿纱条填塞鼻腔或用单气囊、双腔鼻导管压迫止血;肢体出血时应限制活动,压迫止血并抬高肢体便于血液回流。

5. 严密观察,防止严重出血　出血除注意观察皮肤黏膜出血外,应严密监测各系统出血征象,如有呕血、黑便、头晕等,提示消化道出血;若突然视力模糊、头晕、头痛、呼吸急促、喷射性呕吐、甚至昏迷,提示颅内出血的可能,应及时与医师联系,并协助处理。

【护理评价】

1. 患者有无发生出血,或出血能否及时发现,能否得到处理。

2. 患者情绪状态如何,恐惧是否减轻或消失。

(三)感染

【护理评估】

1. 健康史　了解患者有无感染的诱因,如受凉、机体抵抗力下降等,有无发热、咳嗽、咳痰、胸闷、气促等。皮肤感染较多见,可出现红肿、溃烂等。肛门感染表现为局部红肿、疼痛、糜烂、出血。

2. 身体状况　有无咽部充血、扁桃体肿大、口腔黏膜溃疡,肺部有无啰音,下腹部、输尿管有无压痛、反跳痛,肝区、肾区有无叩击痛等。

3. 实验室检查　血常规、尿常规、X线检查有无异常,感染部位分泌物、渗出物涂片或细菌培养加药物敏感试验等结果。长期应用抗生素者,易继发真菌感染。免疫功能缺陷者可治疗病毒感染。

【护理诊断及相关因素】

1. 体温过高　与继发感染有关。

2. 有感染的危险　与白细胞减少和(或)质量异常、免疫抑制剂的使用、化疗、贫血和营养不良等有关。

【护理目标】

1. 患者体温恢复正常。

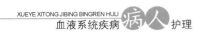

2.不发生继发感染,或发生继发感染时能及时发现并得到控制。

【护理措施】

1.增强患者防护知识,消除不良情绪,向患者及家属解释发生感染的危险因素、易感染部位及预防措施,鼓励和督促患者积极预防感染。

2.对于反复感染的患者,取得患者的信赖,安慰情绪,并在语言和态度上关心和安慰患者,消除患者焦虑。加强观察,严密观察感染征象的发生,如体温升高、全身肌肉酸痛、咳嗽、咳痰、腹痛、腹泻、口腔溃疡等,及时与医师联系,遵医嘱使用抗生素,并密切注意疗效及药物不良反应的发生。及时控制感染,防止败血症等严重感染发生。

3.加强营养,提高机体抵抗力,鼓励患者进食,饮食要清洁、新鲜、易消化,选用高蛋白、高热量、富含维生素的食物。

4.保持病室清洁、空气新鲜、湿度适宜,用紫外线进行空气消毒,每日 2 次,每次 1h,用消毒液擦拭家具、地面。成熟粒细胞绝对值$\leqslant 0.5 \times 10^9$/L,应实行保护性隔离。限制探视,防止交叉感染。

5.指导患者养成良好的卫生习惯,定期洗澡换衣,保持皮肤清洁。每次便后用1:5000高锰酸钾溶液坐浴,防止肛周感染。女性患者尤应注意会阴部清洁,每天清洗会阴部 2 次。

6.指导患者注意口腔卫生,餐前、餐后、睡前、晨起用生理盐水、苏打水漱口,用软毛牙刷刷牙,保持口腔清洁。应用抗生素或化疗药物时易发生真菌感染。

7.告知患者根据室内外温度的变化及时调整衣着,预防感冒及下呼吸道感染,指导患者在鼻腔内涂抗生素软膏,每日 2 次,忌用手指挖鼻孔,以防鼻黏膜损伤感染。

【护理评价】

1.患者体温是否在正常范围内,有无恢复正常。
2.有无感染发生,能否及时发现及感染控制情况。

(罗艺)

第二节　贫血患者的护理

一、总论

贫血(anemia)是指在单位容积的循环血液内红细胞计数(RBC)、血红蛋白浓度(Hb)以及红细胞压积均低于正常最低值的一种病理状态。

【病因及发病机制】

1.红细胞生成减少　如缺铁性贫血、再生障碍性贫血等。

2.红细胞破坏过多　如溶血性贫血等。

3. 失血性贫血　各种原因引起的急、慢性失血。

【分类】

按细胞形态分类（见表 3-2）。

表 3-2　贫血的细胞形态分类

类　型	平均红细胞容积(fl)	平均红细胞血红蛋白浓度(%)	临床类型
大细胞性贫血	>100	32～35	巨幼红细胞性贫血
正常细胞性贫血	80～100	32～35	再生障碍性贫血、急性失血性贫血、溶血性贫血
小细胞低色素性贫血	<80	<32	缺铁性贫血、铁粒幼细胞性贫血

【分度】

临床以血红蛋白降低程度将贫血分为：

轻度：Hb>90g/L。

中度：Hb60～90g/L。

重度：Hb30～59g/L。

极重度：Hb<30g/L。

二、缺铁性贫血患者的护理

DAORU QINGJING

导入情景

情景描述：

黄某，女 50 岁，反复黑矇 2 年，伴晕厥 4 次，乏力、口干 5 天入院。查体：BP 98/60 mmHg，H 84 次/min，睑结膜、口唇、甲床明显苍白，手足较凉。血常规：RBC 2.03×10^{12}/L，Hb 53g/L，HCT 0.193。诊断为"贫血原因待查"。

若你是当班护士，请问：

1. 患者目前的护理诊断及相关因素有哪些？

2. 如需确诊，还应做哪些辅助检查？

3. 该如何护理？

缺铁性贫血（iron deficiency anemia，IDA）是指体内贮存铁缺乏，红细胞生成障碍所致的贫血。血象表现为小细胞低色素性贫血，骨髓中缺乏可染色铁，是最常见的贫血。以育龄妇女和婴幼儿发病率较高。

【铁的代谢】

1. 铁的分布与贮存　正常人体内总铁量为 3.0～4.5g。其中血红蛋白铁约占 67%。贮存铁（以铁蛋白或含铁血黄素形式贮存于肝、脾、骨髓等）约占 29%，约 4% 为组织铁，存在于肌红蛋白、细胞内多种酶中。

2. 铁的来源与吸收 铁主要来源于食物,含铁量较丰富的食物有肉类、血、动物肝、豆类、海菜、木耳等,奶类含铁量最低。十二指肠和空肠上段是吸收铁的主要部位。胃酸和维生素 C 等将食物中的三价铁还原成二价铁,以便吸收。

3. 铁的转运与利用 经肠黏膜上皮细胞进入血液的亚铁被氧化成高铁并与血浆转铁蛋白结合,被输送至单核-吞噬细胞系统和骨髓。然后在线粒体内与原卟啉结合成为血红素,后者再与珠蛋白结合生成血红蛋白。生理状态下,转铁蛋白仅约 1/3 与铁结合形成血清铁,血浆中能与铁相结合的转铁蛋白总量称为总铁结合力。转铁蛋白饱和度＝血清铁/总铁结合力×100%。

4. 铁的排泄 正常人每天铁的排泄量极微,且与吸收量保持平衡。男性每日排铁一般不超过 1mg,女性为 1.0～1.5mg,主要由胆汁和经粪便排出,育龄妇女主要由月经、妊娠、哺乳失铁。

【病因和发病机制】

1. 摄入不足而需铁量增加 婴幼儿童及青少年,月经期、妊娠、哺乳期妇女铁的需要量增多,如果饮食中缺少则易致缺铁性贫血。

2. 铁吸收不良 胃大部切除及胃空肠吻合术后,由于胃酸不足及食物在肠内蠕动过快,使铁吸收受到影响;各种原因引起的胃酸缺乏和慢性腹泻也可以引起铁吸收不良。

3. 失血 慢性失血是成人缺铁性贫血最常见和最重要的病因,常见于消化性溃疡出血、肠道肿瘤、月经过多、痔疮出血、钩虫病等。

【护理评估】

(一)健康史

应详细询问患者有无消化性溃疡、痔、慢性腹泻等病史,女性患者注意询问有无多次妊娠分娩、有无子宫肌瘤及月经过多等情况,还要询问患者的生活饮食习惯,如有无挑食、偏食等。

(二)身体状况

1. 缺铁原发病的表现 如消化性溃疡、慢性胃炎、克罗恩病、功能性子宫出血等相应疾病的临床表现。

2. 一般贫血的共有表现 皮肤黏膜苍白、乏力、头晕、头痛、心悸、耳鸣、气促等。严重贫血可引起心脏扩大、心力衰竭等并发症。

3. 缺铁性贫血的特殊表现

(1)组织缺铁表现 如皮肤干燥、萎缩、无光泽,毛发干枯,指(趾)甲扁平、脆裂或反甲,口角炎、舌炎、舌乳头萎缩,严重者吞咽困难或梗阻感。

(2)精神、神经系统症状 如易激惹、烦躁、注意力不集中等。少数患者有异食癖,喜食生米、泥土、煤炭、石子等。

(三)辅助检查

1. 血象 典型表现为小细胞低色素性贫血,红细胞体积小,中央淡染区扩大。

2. 骨髓象 骨髓增生活跃,以中、晚幼红细胞为主,骨髓普鲁士蓝染色后可见骨髓含铁血黄素阴性(正常为＋～＋＋),铁粒幼细胞阴性或减少,是缺铁性贫血的可靠诊断方法。

3. 血清铁蛋白 血清铁蛋白常低于 $12\mu g/L$,是早期诊断贮存铁缺乏的一个常用指标。总铁结合力增高,高于 $64.44\mu mol/L$,转铁蛋白饱和度降低,低于 15%。

(四)心理—社会状况

缺铁性贫血是一种渐进性发展的疾病,早期临床表现轻,容易被患者和家属忽视,晚期患者体力活动受限,甚至不能从事重体力劳动,日常生活和工作能力下降,会使患者感到焦虑不安、内疚、悲观失望。

(五)处理原则

1. 病因治疗 是纠正贫血、防止复发的关键。

2. 铁剂治疗

(1)口服铁剂 为首选补铁方法。常用有硫酸亚铁,成人剂量为 $0.2\sim0.3g$/次,每日 3 次;琥珀酸亚铁,$0.2g$/次,每日 3 次。

(2)注射铁剂 常用的铁剂有右旋糖酐铁。注射铁剂可引起局部肿痛及脸色潮红、头痛、恶心、肌肉关节痛、荨麻疹等过敏反应,严重者可引起过敏性休克。故注射时宜深部肌肉注射,缓慢注射,密切观察过敏反应。使用前,先应准确计算其总剂量,不应超量,以免引起急性铁中毒。一般尽量用口服药治疗,仅在下列情况下应用注射铁剂:①消化道对铁的吸收不良,例如胃切除或肠胃吻合术后、各种慢性腹泻等;②口服铁剂胃肠反应严重,经减量仍无法耐受,或肠胃道疾病如消化性溃疡、溃疡性结肠炎等口服铁剂后病情加重;③病情需要迅速纠正贫血,如晚期妊娠的贫血、慢性失血未能控制。

【常见护理诊断/问题】

1. 活动无耐力 与缺铁性贫血引起全身组织缺氧有关。

2. 营养失调:低于机体需要量 与铁摄入不足、吸收不良、需要增加或丢失过多有关。

3. 口腔黏膜改变 与贫血引起的口腔炎、舌炎有关。

4. 知识缺乏 缺乏有关人体营养方面的知识。

5. 焦虑 与记忆力减退,导致学习、工作能力下降有关。

6. 有感染的危险 与严重贫血引起的机体抵抗力下降有关。

7. 潜在并发症 贫血性心脏病、颅内高压。

【护理目标】

1.患者活动耐力增加,活动后无心悸、气促、头晕等。

2.患者缺铁情况得到纠正,营养状况改善。

3.患者口腔黏膜完整。

4.患者能够叙述缺铁性贫血的预防保健知识。

5.患者情绪稳定,焦虑缓解。

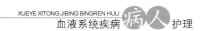
6.患者体温正常,未发生感染。

7.患者未发生或及时识别贫血性心脏病、颅内高压等并发症。

【护理措施】

(一)一般护理

1.休息 严重贫血患者要卧床休息,限制活动,避免突然改变体位后发生晕厥,注意安全。

2.吸氧 贫血伴心悸气促时应给予吸氧。

3.饮食 纠正不良饮食习惯,注意营养均衡,避免偏食,鼓励多吃含铁丰富的食物,如瘦肉、猪肝、血、蛋黄、海带、黑木耳等,注意色、香、味,促进食欲。指导患者多食富含维生素C的食物,避免同时进食牛奶、浓茶等,以免影响铁的吸收。

(二)病情观察

观察贫血症状如面色、睑结膜、口唇、甲床颜色,注意有无头昏眼花、耳鸣、困倦等中枢缺氧症状,注意有无心悸气促、心前区疼痛等贫血性心脏病的症状。

(三)输血护理

给重度贫血者输血时速度宜缓慢,以免诱发心力衰竭。输血时认真做好查对工作,严密观察输血反应。

(四)药物治疗的护理

1.口服铁剂时的注意事项

(1)为避免肠胃道反应,铁剂应进餐后服用,并从小剂量开始。

(2)服用铁剂时忌饮茶,避免与牛奶、咖啡同服,以免影响铁的吸收。

(3)可同服维生素C、乳酸、稀盐酸等,以增加铁的吸收。

(4)口服液体铁剂时,患者必须使用吸管,避免使牙染黑。

(5)服铁剂期间,粪便会变为黑色,是铁与肠内硫化氢作用生成毓化铁所致。应向患者解释清楚,消除顾虑。

(6)要告诉患者对口服铁剂疗效的观察及坚持用药的重要性。治疗1周左右网织红细胞数开始上升,10天左右达高峰,血红蛋白于2周后开始上升,1～2个月后可恢复正常。在血红蛋白完全正常后,仍需继续补铁3～6个月,待血清铁蛋白>50μg/L后才能停药。

2.注射铁剂时的注意事项

(1)采用深部肌肉注射法,并经常更换注射部位;静脉给药需稀释,滴速要慢。

(2)观察有无过敏反应,备好肾上腺素。

(3)不在皮肤暴露部位注射;抽吸药液后,更换针头,"Z"形注射,以免染色。

(五)心理护理

帮助患者及家属掌握本病的有关知识,解释缺铁性贫血是完全可以治愈的,且痊愈后对身体无不良影响。讲明该病可能出现的一些神经精神系统疾病症状,这些症状是暂时的,在消除病因积极治疗后,这些症状会很快消失,以解除患者的心理障碍,使其精神得到安慰。

(六)健康宣教

1.疾病知识的指导 介绍缺铁性贫血的相关知识,特别是对易患人群进行防止缺铁的卫生知识教育。提高患者和家属对疾病的认识,从而积极配合治疗和护理;积极防治原发病。

2.饮食指导 指导均衡饮食,荤素结合,保证足够的热量、蛋白质、维生素及相关营养的摄入。直到患者和家属选择含铁丰富的食物,改变不良饮食习惯,做到不偏食,不挑食。生长发育期的青少年、月经期、妊娠期和哺乳期的女性,应增加含铁食物的补充,必要时可考虑预防性补充铁剂。

3.休息 轻度贫血者可照常工作,注意休息。中度以上贫血者应以不加重疲劳感或其他症状为度,待病情好转逐渐增加活动量。注意保暖和个人卫生,预防感染。

4.用药指导 根据医嘱处方按时、按量服用。服药时避免同时服用影响铁剂吸收的物质。

5.病情监测指导 主要监测患者自觉症状(原发病的症状、贫血的一般症状及缺铁性贫血的特殊表现等),一旦加重,及时就医。

【护理评价】

1.患者活动耐力情况,活动后有无心悸、气促、头晕等。

2.患者缺铁情况是否得以纠正,营养状况有无改善。

3.患者口腔黏膜完整情况。

4.患者对缺铁性贫血的相关知识的认知情况。

5.患者情绪状况。

6.患者是否发生感染。

7.患者有无发生或能否及时识别贫血性心脏病、颅内高压等并发症。

三、再生障碍性贫血患者的护理

DAORU QINGJING

导入情景

情景描述:

孙某,男,5岁,因全身皮肤散在瘀点、瘀斑3天入院。查体:颜面部及全身皮肤可见多处瘀点、瘀斑,大小不等,未高出皮肤,色鲜红,心肺无殊。血常规:WBC 2.7×10^9/L,RBC 2.03×10^{12}/L,Hb 53g/L,PLT 12×10^9/L。

若你是当班护士,请问:

1.患者目前的护理诊断及相关因素有哪些?

2.如需确诊,还应做哪些辅助检查?

3.该如何进行健康指导?

再生障碍性贫血(aplastic anemia,AA)简称再障,是由多种原因导致骨髓造血干细胞数量减少、功能障碍所引起的一类贫血,又称骨髓造血功能衰竭症。临床表现主要为骨髓造血功能低下,进行性贫血、感染、出血和全血细胞减少。可发生于各年龄段,老年人发病率较高,男、女发病率无明显差异。

【病因和发病机制】

1.病因 约半数以上的病例因找不到明显的病因,称为原发性再障。由于化学、物理或生物因素对骨髓的毒性作用所引起的称为继发性再障。继发性再障最常见的原因有:

(1)药物和化学物质 如氯霉素、磺胺类、四环素、链霉素、保泰松、吲哚美辛、安乃近、阿司匹林等,其中以氯霉素最常见。化学物质以苯及其衍生物最为常见,如油漆、塑料、染料、杀虫剂等。

(2)物理因素 长期接触各种电离辐射,如 X 线、γ 射线及其他放射性物质。

(3)病毒感染和免疫反应 如流感病毒、肝炎病毒等均可引起再障。

2.发病机制 目前尚未完全阐明,多数研究认为在一定遗传易感倾向的前提下发生。可能的发病机制包括:

(1)造血干祖细胞("种子")缺陷 包括质和量的异常。再障患者 $CD34^+$ 明显减少,造血干祖细胞集落形成能力显著降低;体外对造血生长因子反应差,免疫抑制治疗后恢复造血不完整。

(2)造血微环境("土壤")异常 骨髓"脂肪化"、静脉窦水肿、出血、毛细血管坏死;部分骨髓基质细胞体外培养生长情况差。

(3)免疫("害虫")异常 T 细胞直接杀伤造血干细胞,使髓系造血功能衰竭。多数患者用免疫抑制治疗有效。

【护理评估】

(一)健康史

询问患者用药史,如有无使用过氯霉素、磺胺类药、解热镇痛药等药物;询问患者的职业及工作生活环境;有无长期接触油漆、染料、杀虫剂等化学物质及有无受到电离辐射等。

(二)身体状况

主要临床表现为进行性贫血、出血及感染,而肝、脾、淋巴结多无肿大。临床上根据病情轻重、起病缓急、病程长短分为重型(SAA)和非重型(NSAA)两型。

1.重型 多数起病急剧,症状较重,早期突出的症状是感染和出血。高热、畏寒、出汗、口腔或咽部溃疡、皮肤感染、肺炎均较多见,重者可因败血症而死亡。皮肤瘀点、瘀斑、鼻及牙龈出血、消化道出血、女性月经过多等出血症状较多见。眼底可出现小出血点、出血斑或火焰状出血斑。颅内出血亦不少见,可致死亡。肝、脾不肿大。大多于起病后几月至一年内死亡。

2.非重型 起病和进展较缓慢,贫血、感染、出血的程度较重型轻,也较易控制。救治无效者可发生颅内出血。重型再障和非重型再障的鉴别见表3-3。

表 3-3　重型、非重型再生障碍性贫血区别

	重型再障（SAA）	非重型再障（NSAA）
起病	急	缓
首发症状	感染、出血	贫血为主，偶有出血
出血	严重，常发生在内脏	轻，以皮肤、黏膜多见
感染	严重，常发生在内脏感染	轻，以上呼吸道为主
中性粒细胞计数	$<0.5\times10^9/L$	$>0.5\times10^9/L$
血小板计数	$<20\times10^9/L$	$>20\times10^9/L$
网织红细胞绝对值	$<15\times10^9/L$	$>15\times10^9/L$
骨髓	多部位增生极度减低	增生减少或有局部增生灶
预后	不良，多于 6～12 个月内死亡	较好，少数死亡

（三）辅助检查

1. 血象　全血细胞减少为最主要的特点。中性粒细胞、血小板、网织红细胞不同程度减少，重型再障降低的程度更为严重。

2. 骨髓象　为确诊再障的主要依据。骨髓涂片可见较多脂肪滴。①SAA：骨髓增生低下或极度低下，粒、红细胞均明显减少，常无巨核细胞；淋巴细胞及非造血细胞比例明显增多。②NSAA：骨髓增生减低或呈灶性增生；三系细胞均有不同程度减少，淋巴细胞相对性增多。骨髓活检显示造血组织均匀减少，脂肪组织增多。

（四）心理—社会状况

再障患者常因反复和严重的贫血、出血和感染，治疗效果差，因感到生命受到威胁，常出现恐惧、紧张、悲观失望。询问家庭成员对患者所患疾病的认识，对患者的态度以及家庭经济状况如何等。

（五）处理原则

1. 病因治疗　去除病因，禁用对骨髓有抑制作用的药物。

2. 支持及对症治疗　主要是环境及饮食卫生。控制感染，中性粒细胞$<0.5\times10^9/L$时，应采取保护性隔离。血红蛋白低于 $60g/L$，且患者对贫血耐受差时，可输血，一般输浓缩红细胞。用止血药或抗纤溶药控制出血，输浓缩血小板对血小板减少引起的严重出血有效。

3. 针对不同发病机制治疗

（1）促进骨髓造血　雄激素为治疗 NSAA 的首选药，目前常用的是丙酸睾酮。造血生长因子主要用于 SAA，如粒细胞集落刺激因子、重组人促红细胞生成素等。

（2）免疫抑制治疗　抗淋巴细胞球蛋白或抗胸腺细胞球蛋白是目前治疗 SAA 的主要药物，可单用，也可与环孢素等合用。还可用大剂量甲泼尼龙、丙种球蛋白治疗 SAA。

（3）造血干细胞移植　主要用于 SAA。最佳移植对象是年龄 40 岁以下，无感染及其他并发症。

【常见护理诊断/问题】

1.有感染的危险 与粒细胞减少有关。

2.有损伤的危险：出血 与血小板减少有关。

3.活动无耐力 与贫血引起组织缺氧有关。

4.知识缺乏 缺乏再生障碍性贫血的知识。

5.潜在并发症 颅内出血。

6.恐惧 与疗效差、反复住院及经济负担重有关。

【护理目标】

1.患者能说出预防感染的重要性，积极配合治疗和护理，无感染发生。

2.患者能采取正确、有效的预防措施，减少或避免加重出血。

3.患者能耐受一般活动，生活能自理。

4.患者能说出再障的预防保健知识。

5.避免或及时识别颅内出血的发生，并能正确处置。

6.患者情绪稳定，恐惧感减轻或消失。

【护理措施】

（一）一般护理

应避免刺激性、过敏性食物以及粗硬食物，有消化道出血患者应禁食，出血停止后给予温凉流质，以后给予半流质、软食、普食。明显出血时卧床休息，待出血停止后逐渐增加活动。对易出血患者要注意安全，避免活动过度及外伤。各种操作应动作轻柔、防止组织损伤引起出血。避免手术，避免或减少肌肉注射，施行必要穿刺后应压迫局部或加压包扎止血。遵医嘱给予止血药物或输血治疗。

（二）病情观察

密切观察出血部位、出血量，注意有无皮肤黏膜瘀点、瘀斑、牙龈出血、鼻出血、呕血、便血、血尿，女性患者月经量是否过多，特别要观察有无头痛、呕吐、视力模糊、意识障碍等颅内出血症状，若有重要脏器出血及有出血性休克时应给予急救处理。

（三）心理护理

告知患者焦虑、抑郁甚至绝望等负性情绪可影响治疗效果和预后。要学会自我调整，学会倾诉，家属要理解和支持患者。

（四）并发症护理

1.颅内出血 再障患者并发颅内出血时注意观察并记录患者的意识状态、瞳孔和生命体征的变化。一旦发生颅内出血，患者会很快进入昏迷，应立即将患者平卧，头偏向一侧，随时吸出呕吐物或口腔分泌物，以保持呼吸道通畅；建立静脉通道，按医嘱给予脱水剂、止血剂或输浓缩血小板。

2.眼底出血 再障患者并发眼底出血时，患者会突然说视物模糊，并出现情绪急躁紧张，此时应让患者卧床休息，嘱患者不要揉眼睛，以免引起再出血，并向患者解释此症状是眼底出血的结果,过几天会逐渐好转。

(五)用药护理

再障重型患者常用免疫抑制剂,注意观察药物的不良反应如发热、皮疹等,如有上述反应可按医嘱短期应用糖皮质激素。非重型患者多用雄激素治疗,常见不良反应有毛发增多、痤疮、女性停经、乳房缩小、性欲增加等。向其说明病情缓解后逐渐减药,不良反应会消失。丙酸睾酮为油剂不易吸收,常可形成硬块,甚至发生无菌性坏死,故需深部缓慢分层肌内注射,并注意轮换注射部位,经常检查,发现硬结及时处理,如局部理疗等。长期使用雄激素可损害肝脏,故用药期间应定期检查肝功能。

(六)健康宣教

1. 疾病预防知识指导　向患者及家属介绍本病的常见原因,尽可能避免或减少接触与再障相关的药物和理化物质。向其说明平时不可随便用药,滥用药物,特别是对造血系统有害的药物,如氯霉素、磺胺类、保泰松、吲哚美辛、安乃近、阿司匹林等药物。油漆等危险品的职业接触者要做好个人防护,定期体检。

2. 生活指导　指导患者学会自我照顾,如保暖、避免受凉感冒;尽量少去公共场所,防止交叉感染;避免外伤,以及防止出血的简单方法等。

3. 心理指导　告知患者焦虑、抑郁甚至绝望等负性情绪可影响治疗效果及预后。要学会自我调整,学会倾诉。家属要理解和支持患者,必要时请专科人士给予帮助。

4. 用药指导　向患者及家属解释再障的治疗措施,详细介绍药物名称、用量、用法、疗程及不良反应,说明坚持用药的重要性,不可自行更改或停用药物,定期复查血象。

5. 病情监测指导　主要是贫血、出血、感染的症状体征和药物不良反应的自我检测。如有头晕、心悸、发热、内脏出血等症状出现或加重,则立即就医。

【护理评价】

1. 患者是否发生感染。

2. 患者血小板数量,有无发生出血。

3. 患者活动耐力情况,活动后有无心悸、气促、头晕等。

4. 患者能否说出再障的预防保健知识。

5. 是否避免或及时识别颅内出血的发生,并能正确处置。

6. 患者情绪状况。

四、溶血性贫血患者的护理

DAORU　QINGJING

导入情景

情景描述:

患儿,男,1岁半,皮肤苍黄18个月,生后24h出现黄疸,经蓝光照射好转,生后30天又出现黄疸,经上级医院诊治,诊断为血管外溶血,共输血14次,精神及饮食在输血后好转,大便色黄,尿黄白色,未出现出血。查体:体温37.5℃,咽部不充血,双肺呼吸音粗,肝在肋下 1.5cm,脾在肋下 6cm。

若你是当班护士,请问:

1.患者目前的护理诊断及相关因素有哪些?

2.你将如何护理?

溶血性贫血(hemolytic anemia)是红细胞遭到破坏、寿命缩短,超过骨髓造血代偿能力时发生的一类贫血,临床症状是贫血、黄疸、脾大、网织红细胞增高、骨髓幼红细胞增生等。

【病因】

1.红细胞内部因素

(1)遗传性红细胞膜结构与功能缺陷　如遗传性球形细胞增多症。

(2)遗传性红细胞内酶缺陷　如葡萄糖-6-磷酸脱氢酶缺乏。

(3)遗传性血红蛋白病　如海洋性贫血。

(4)获得性细胞膜膜蛋白异常　阵发性睡眠性血红蛋白尿。

2.红细胞外部异常

(1)免疫因素　如新生儿溶血性贫血,血型不合输血,药物性、免疫性溶血性贫血,自身免疫性溶血性贫血等。

(2)感染因素　产气荚膜杆菌、溶血性链球菌等。

(3)化学因素　苯、磺胺、铅、砷化物、亚硝酸盐等。

(4)物理和机械因素　大面积烧伤、心脏瓣膜异常、人造瓣膜等。

【分类】

临床根据病因可分为遗传性与获得性两大类。根据溶血发生的场所,可分为血管内溶血、血管外溶血。血管内溶血指红细胞在血管内被大量破坏,导致溶血性贫血;血管外溶血指红细胞在单核-吞噬细胞系统(主要是脾)被大量破坏,引起溶血性贫血。

【发病机制】

1.红细胞膜的异常　红细胞对阳离子的通透性发生改变,红细胞膜吸附凝集抗体,不完全抗体、红细胞膜支架异常、红细胞化学成分的改变,使红细胞易遭到破坏。

2.血红蛋白异常　导致红细胞硬度加大,通过微循环时易发生溶血。

3.红细胞酶和能量代谢异常　如丙酮酸激酶或 6-磷酸脱氢酶缺陷,引起红细胞能量代谢异常,发生溶血。

4.物理和机械因素　如人工心脏瓣膜、大面积烧伤、DIC 均可引起红细胞破裂。

5.其他　脾功能亢进、中毒等。

【护理评估】

(一)健康史

询问患者有无感染史、家族遗传史,有无接触苯或铅等化学物质,有无服用磺胺类药物,有无植入人工心脏瓣膜等。

(二)身体状况

1. 急性溶血 急性发病,有寒战、高热、腰背痛、皮肤黏膜苍白、黄疸。可出现血红蛋白尿,尿色如浓茶或酱油样,溶血产物可导致急性肾衰竭。

2. 慢性溶血 一般起病较慢,表现贫血、黄疸、脾大。由于长期高胆红素血症,可并发胆石症和肝功能损害。

(三)辅助检查

1. 红细胞破坏增加的检查

(1)红细胞计数和血红蛋白下降,血清游离胆红素增多,尿胆原及粪胆原增加。

(2)血浆游离血红蛋白浓度增高。大于 1300mg/L 可出现血红蛋白尿。

(3)红细胞生存时间缩短 正常红细胞的半衰期为 25～32 天,溶血性贫血常<15 天。

2. 红细胞代偿性增生的检查

(1)网织红细胞增多,可达到 5%～20%。

(2)周围血液中出现有核红细胞,主要为晚幼红细胞,并可见到球形、靶形、镰形、盔形或破碎红细胞。

(3)骨髓内幼红细胞增生明显增多,粒细胞、红细胞比例下降或倒置。

3. 特殊检查

(1)红细胞脆性试验 脆性增高见于遗传性球形细胞增多症,红细胞脆性减低见于靶形红细胞症。

(2)抗人体球蛋白试验(Coombs 试验) 抗人体球蛋白试验阳性,表示自身免疫溶血性贫血。

(3)酸溶血试验(Ham 试验) 阳性结果表示阵发性睡眠性血红蛋白尿。

(四)心理—社会状况

反复严重的贫血及药物的不良反应常使患者感到生命受到威胁,常出现紧张、情绪低落,对治疗失去信心。关注家属对患者所患疾病的认知,对患者的态度及经济状况如何。

(五)处理原则

1. 病因治疗 如葡萄糖-6-磷酸脱氢酶缺乏,患者应避免感染、食用蚕豆等。化学毒物或药物引起的溶血,应避免再次接触。

2. 糖皮质激素和其他免疫抑制剂 主要治疗免疫性溶血性贫血、阵发性睡眠性血红蛋白尿等,常用药物有泼尼松、氢化可的松、环磷酰胺等。

3. 脾切除术 遗传性球形红蛋白增多症脾切除有良好疗效,自身免疫性溶血性贫血应用糖皮质激素治疗无效时可考虑脾切除术。

4. 输血 输血可改善患者情况,但自体免疫性溶血性贫血输血可发生溶血反应,给阵发性血红蛋白尿患者输血也可诱发溶血,应尽量少输血,有输血必要者,最好输注洗涤红细胞。

【常见护理诊断/问题】

1.活动无耐力 与贫血引起的全身组织缺氧有关。

2.疼痛 与急性溶血及肝脾大不适有关。

3.知识缺乏 缺乏疾病有关诱因等防治知识。

4.潜在并发症 周围循环衰竭、急性肾衰竭。

5.自我形象紊乱:库欣综合征 与长期使用皮质激素有关。

【护理目标】

1.患者的贫血得到改善,各种溶血症状基本消失,体力得以增强。

2.患者自觉无疼痛不适。

3.患者已认识到自己贫血的原因,知道如何避免诱因,做到主动预防,减少疾病发作。

4.患者未发生周围循环衰竭或急性肾衰竭。

5.患者对自身形象能正确、坦然面对。

【护理措施】

(一)一般护理

1.休息 指导严重贫血或急性溶血的患者卧床休息,需做好生活护理。慢性期及中度贫血者增加卧床休息的时间,减少活动,患者生活可自理。

2.吸氧 对缺氧症状严重者给予吸氧,以缓解组织缺氧症状。

(二)病情观察

观察患者生命体征及意识的变化,注意贫血、黄疸有无加重,尿量、尿色有无改变,记录 24h 出入量。及时了解化验结果,如血红蛋白浓度、网织红细胞计数、血胆红素浓度等。

(三)药物治疗的护理

用糖皮质激素期间应注意避免感染。用环磷酸酰胺应指导患者多饮水,防止出血性膀胱炎,用环孢素 A 应定期检查肝功能。

(四)输血护理

1.严格掌握输血适应证 是否输血应根据患者的具体情况而定,如有需要输血则输入新鲜红细胞。

2.避免发生血型不合的输血 护士在输血过程中应加强责任心,一丝不苟,认真核对患者的床号、姓名、住院号、血型、献血员姓名、血瓶号、采血日期及输血类别,严密观察患者的反应。

3.及早发现溶血加重 溶血性贫血患者输血时,应严密观察黄疸、贫血、尿色,即使血型相符,也可能因输入补体或红细胞等使溶血加重。

(五)健康指导

1.日常生活指导 指导患者多进食高热量、高蛋白、高维生素及含铁丰富的食物,避免偏食和其他不良饮食的习惯,疾病缓解后要逐渐增加活动量,以增强机体抵抗力。指导患者学会照顾自己,如注意保暖及个人卫生,避免受凉感冒,尽量少去公共场所,防止交叉感染。

2.疾病预防指导　有遗传性溶血性贫血者在婚前、婚后应进行遗传学相关的婚育咨询。加强输血管理,避免异型输血后溶血。

3.疾病知识指导　介绍疾病的有关知识,如病因、临床特征、治疗与预防方法。

4.用药指导　告诫患者必须严格按医嘱用药,不能擅自增减药物用量或停药。

5.病情监测指导　按时门诊复查,主要是贫血、溶血及其相关症状或体征和药物不良反应的自我监测等。

【护理评价】

1.患者的贫血有无得到改善,各种溶血症状及体力。

2.患者有无自觉疼痛及其程度。

3.患者对自己贫血的原因的认知程度,是否知道如何避免诱因以减少疾病发作。

4.患者有无发生周围循环衰竭或急性肾衰竭。

5.患者对自身形象的态度。

ZHISHI LIANJIE

知识链接

据世界卫生组织(WHO)统计,全球约有30亿人有不同程度的贫血,每年因患贫血引致各类疾病而死亡的人数上千万。中国贫血的人口比例高于西方国家。在患贫血的人群中,女性明显高于男性,老人和儿童高于中青年,这应引起我们的重视。

(曹小萍)

第三节　白血病患者的护理

DAORU QINGJING

导入情景

情景描述:

患者李某,女,34岁。因"发热、皮肤瘀斑20余天"入院。

现病史:患者于2014年9月2日出现发热,体温最高39℃,伴有双下肢瘀斑、头晕、乏力。经过5天的青霉素等药物治疗,症状无缓解。收住入院。

入院查体:体温38.6℃,皮肤、黏膜苍白,全身散在片状瘀斑,颈部淋巴结肿大,胸骨有压痛。双肺底可闻及啰音。肝肋下3cm,脾肋下4cm可触及。

血常规检查:Hb 65g/L,WBC 55×10^9/L,PLT 22×10^9/L。

诊断:急性淋巴细胞白血病。

若你是当班护士,请问:

1. 患者目前的护理诊断及相关因素有哪些?

2. 该如何护理?

白血病(leukemia)是一类造血干细胞的恶性克隆性疾病。其特征为骨髓中异常的白细胞和幼稚白细胞(即白血病细胞)大量增殖并广泛浸润肝、脾、淋巴结等各种组织脏器,抑制正常的造血功能,临床以进行性贫血、不同程度的发热或反复感染、出血和组织器官浸润等为主要表现。

【病因及发病机制】

1. 病因　白血病的病因目前尚不完全清楚,发病可能与以下因素有关。

(1)生物因素　主要包括病毒感染及自身免疫功能异常。目前已证实,成人 T 淋巴细胞白血病是由人类 T 淋巴细胞病毒Ⅰ型(human T lymphotropic virus-Ⅰ,HTLV-Ⅰ)引起。它是一种 C 型反转录病毒。此外,EB 病毒、HIV 病毒与淋巴系统恶性肿瘤的关系也已被认识。

(2)化学因素　一些化学物质有致白血病的作用。如长期接触苯及其衍生物的人群发病率高于一般人群。某些抗肿瘤的细胞毒药物如氮芥、环磷酰胺等有致白血病作用。保泰松及其衍生物、氯霉素、亚硝胺类物质等也可诱发白血病。

(3)放射因素　包括 X 线、γ 射线及电离辐射等。电离辐射可致白血病已被肯定,白血病的发生取决于人体吸收辐射的剂量,一次大剂量或多次小剂量辐射均有致白血病作用。

(4)遗传因素　家族性白血病约占白血病的 7/1000,如家庭中有一个成员发生白血病,其近亲发生白血病的概率比一般人高 4 倍,单卵双生者中患白血病比双卵双生者高 12 倍。

(5)其他因素　某些血液病如骨髓增生异常综合征、淋巴瘤、多发性骨髓瘤等最终可能发展为白血病。

2. 发病机制　白血病发病机制较复杂。上述因素均可促发遗传基因突变或染色体畸变,使白血病细胞株形成,引起正常细胞减少,加上人体免疫功能的缺陷,使已形成的肿瘤细胞不断增殖,最终导致白血病的发生。

【分类】

1. 按病程和白血病细胞成熟程度分类

(1)急性白血病(acute leukemia,AL)　起病急,进展快,病程短,自然病程不超过 6 个月,骨髓和外周血中以异常原始及早幼细胞为主,原始细胞多在 30% 以上。

(2)慢性白血病(chronic leukemia,CL)　起病缓,进展慢,病程长,自然病程多在 1 年以上,骨髓和外周血中以异常成熟细胞为主,原始细胞常少于 10%。

2. 按白细胞计数分类

(1)白细胞增多性白血病　外周血白细胞计数显著增高,常 $>10\times10^9$/L,伴有大量原幼细胞。若白细胞计数＞$100×10^9/L$,称为高白细胞性白血病。

(2)白细胞不增多性白血病 白细胞计数正常或减少,未见幼稚细胞。

3.按细胞形态学和细胞化学分类 目前国际通用的 FAB(法—美—英)分类法将急性白血病分为急性淋巴细胞白血病(ALL,简称急淋)和急性非淋巴细胞白血病(ANLL,简称急非淋)两大类,后者又称为急性髓系白血病(AML)。

急性淋巴细胞白血病(ALL)分为:L1 型,以小细胞为主,儿童多见,预后较好;L2型,以大细胞为主,大小不一,成人多见,预后较差;L3 型,以大细胞为主,大小较一致,预后最差。

急性髓系白血病(AML)分为:M1,急性粒细胞白血病未分化型;M2,急性粒细胞白血病部分分化型;M3,急性早幼粒细胞白血病;M4,急性粒-单核细胞白血病;M5,急性单核细胞白血病;M6,急性红白血病;M7,急性巨核细胞白血病。

按细胞类型,慢性白血病分为:慢性粒细胞白血病(简称慢粒白血病),慢性淋巴细胞白血病(简称慢淋白血病),慢性单核细胞白血病。国内以慢性粒细胞白血病多见。

【护理评估】

(一)健康史

了解患者有无反复病毒感染史;是否用过易诱发本病的药物;是否接触过放射性物质或化学毒物;了解患者的职业、工作环境及家族史等。

(二)身体状况

1.急性白血病 起病急缓不一,急性起病多为高热或严重出血,发病较缓多为面色苍白、疲乏或轻度出血。少数患者因皮肤紫癜、月经过多或拔牙后出血不止而就医后被发现。主要表现如下:

(1)贫血 常为首发症状,呈进行性加重。主要原因是骨髓中白血病细胞极度增生与干扰,造成正常红细胞生成减少。溶血、出血等也是部分贫血产生的原因。

(2)发热 是最常见症状和就诊原因之一。50%的患者以不同程度的发热起病。可表现低热,亦可高热,体温＞39℃。大多数因继发感染所致,是因为成熟粒细胞缺乏及功能缺陷、糖皮质激素和化疗药物应用等因素使机体免疫力低下所致。以口腔炎、牙龈炎、咽峡炎最常见。可发生溃疡或坏死,严重时可致菌血症或败血症。部分患者为肿瘤性发热。

(3)出血 多数患者在病程中均有不同程度的出血,以皮肤瘀点、瘀斑,鼻出血、牙龈出血为常见。内脏出血可表现为便血、尿血及咯血等。颅内出血最为严重,多表现突发剧烈头痛、呕吐、瞳孔大小不等,可导致昏迷甚至死亡。出血主要原因是血小板数量减少或功能异常、凝血因子减少、白血病细胞浸润和细菌毒素对血管的损伤。急性早幼粒白血病易合并弥漫性血管内凝血(DIC)。

(4)器官和组织浸润表现 ①肝、脾及淋巴结肿大:以急性淋巴细胞白血病多见。肝、脾轻度至中度肿大;肿大淋巴结多位于颈、腋下或腹股沟等处,多无压痛。②骨骼和关节疼痛:常有胸骨下端局部压痛。可有关节、骨骼疼痛,尤以儿童多见。对白血病诊断有一定价值,急性粒细胞性白血病患者还可在眼眶、肋骨及其扁平骨的骨面形成肿瘤,称为粒细胞肉瘤(绿色瘤),以眼眶部位最常见,可引起眼球突出、复视或失明。③口腔和皮肤:可有牙龈增生、肿胀;皮肤出现蓝灰色斑丘疹(局部皮肤隆起、变硬、呈紫蓝色结节状)、皮下结节、多形红斑、结节性红斑等,多见于急性非淋巴细胞白血病 M4 和 M5。④中枢神经系统白血病(CNSL):可发生在各个时期,但以缓解期常见。以急性淋巴细胞白血病最常见,儿童患者尤甚。是由于化学药物难以通过血-脑屏障,隐藏在中枢神经系统的白血病细胞不能被有效杀灭而引起 CNSL,是白血病髓外复发的主要根源。表现为头痛、呕吐、颈项强直,甚至抽搐、昏迷。⑤睾丸浸润:表现为睾丸无痛性肿大,多为一侧性。另一侧虽无肿大,但在活检时也发现有白血病细胞浸润。多见于急性淋巴细胞白血病化疗缓解后的幼儿和青年,是仅次于 CNSL 髓外复发的根源。⑥其他:白血病还可浸润其他组织器官,如肺、心、消化道、泌尿生殖系统等。

2. 慢性白血病　慢性白血病起病缓慢,进行性消瘦,乏力及苍白,感染及出血倾向出现较晚。慢性粒细胞白血病突出的表现是进行性脾大,慢性淋巴细胞白血病突出的表现是淋巴结肿大。慢性白血病至晚期可发生急性变,其病情进展迅速,临床表现、血象、骨髓象与急性白血病相似,但治疗效果差。

慢性粒细胞白血病的整个病程可分为三期:慢性期、加速期、急性变期。

(1)慢性期　一般经 1～4 年,起病缓慢,早期可无任何症状,常因脾大或其他原因检查血象时偶被发现。最早出现症状常是乏力、低热、盗汗、体重减轻等代谢亢进表现。脾大是最显著特征,多在早期即可触及,往往就医时已达脐平面,甚至可达盆腔。约半数患者肝脏有肿大。部分患者有胸骨中下段压痛。

(2)加速期　主要表现为不明原因的发热、虚弱、骨及关节疼痛、贫血、出血加重。脾迅速肿大。对原来有效的药物变得失效。加速期可持续几个月到数年。

(3)急性变期　为慢性粒细胞白血病的终末期,临床表现与急性白血病相似。预后极差,往往在数月内死亡。

(三)辅助检查

1. 急性白血病

(1)血象　多数患者白细胞增多,最高者可 $>100\times10^9/L$(高白细胞血症),甚至可 $>200\times10^9/L$(白细胞瘀滞症)。分类计数主要为原始和早幼细胞,少数为成熟细胞。可有不同程度正常细胞性贫血,半数患者血小板 $<60\times10^9/L$。

(2)骨髓象　是必查项目和确诊依据,对临床分型、指导治疗和疗效判断、预后估计等有重要意义。多数患者骨髓增生明显活跃或极度活跃,以原始细胞和(或)幼稚细胞为主,若原始细胞占全部骨髓有核细胞的 30% 以上,则可诊断为急性白血病。此外,正常的巨核细胞和幼红细胞减少。少数患者的骨髓呈增生低下。奥尔(Auer)小体仅见于急非淋,有独立诊断的意义。

(3)细胞化学　主要用于急性淋巴细胞白血病、急性粒细胞白血病及急性单核细胞白血病的诊断与鉴别诊断。常用方法有过氧化物酶染色、糖原染色等。

(4)免疫学检查 针对白血病细胞所表达的特异性抗原的检测,分析细胞所属系列、分化程度和功能状态,以区分急性淋巴细胞白血病与非急性淋巴细胞白血病,及其各自的亚型。

2. 慢性白血病

(1)血象 早期白细胞数即增高,常高于 $20\times10^9/L$,可达 $100\times10^9/L$ 以上。中性粒细胞显著增多,以中性晚幼粒、中幼粒及杆状核为主。原粒及早幼粒常 $<10\%$。血小板早期正常或增多,晚期逐渐减少。

(2)骨髓象 骨髓增生明显或极度活跃,以粒细胞为主。细胞化学染色显示中性粒细胞碱性磷酸酶(NAP)活性减低或呈阴性反应,治疗有效时 NAP 活性可恢复,疾病复发时又下降。晚期骨髓活检可有纤维组织增多。

(3)染色体检查 约 90% 以上的慢性粒细胞白血病患者出现 Ph 染色体。

(4)生化检查 血清及尿中的尿酸浓度增高,主要是化疗后大量白细胞破坏所致。血清中维生素 B_{12} 浓度和结合力显著增加。

(四)心理—社会状况

患者多数会产生强烈的恐惧、忧伤、悲观失望等情绪,甚至企图轻生;疾病治疗过程中,患者因病情反复及经济负荷等因素,易产生孤独、消沉等不良情绪。

(五)处理原则

白血病的治疗原则是加强支持治疗,恰当选择化疗和骨髓移植,防治髓外白血病及其他并发症,提高缓解率,延长生存期,争取治愈。

1. 对症支持治疗

(1)防治感染 是保证急性白血病患者争取有效化疗或进行造血干细胞移植、降低其死亡率的关键措施之一。患者如出现发热,应及时查明感染原因、部位及查找病原菌,常规使用有效抗生素。

(2)改善贫血 严重贫血者吸氧,并输注浓缩红细胞,维持血红蛋白 $>80g/L$。但白细胞瘀滞症时不宜立即输红细胞,以免进一步增加血液黏稠度。

(3)防治出血 血小板低者可输浓缩血小板悬液,保持血小板 $>20\times10^9/L$。并发 DIC 时,给予相应处理。

(4)防治尿酸性肾病 白血病细胞大量破坏分解时血尿酸水平明显升高,析出尿酸结晶积聚肾小管,引起少尿甚至急性肾衰竭。口服别嘌醇,嘱患者多饮水或静脉补液,以碱化尿液和保证足够尿量,促进尿酸排泄和抑制尿酸结晶在肾内的生成与沉积。

(5)高白细胞血症紧急处理 使用血细胞分离机清除过高白细胞,同时化疗和碱化尿液。

2. 化学药物治疗 简称化疗,是目前白血病治疗的主要措施,化疗目的是达到完全缓解并延长生存期,也是造血干细胞移植的基础。

(1)急性白血病的化疗 化疗原则为早期、联合、充分、间歇。化疗过程可分为两个阶段,即诱导缓解和巩固强化维持治疗。

1)诱导缓解：是指从化疗开始到完全缓解的阶段。主要是通过联合化疗,目的是迅速大量杀伤白血病细胞,以恢复机体正常造血,使患者尽可能在较短的时间内获得完全缓解(CR)。CR即白血病的症状和体征消失,血象的白细胞分类中无幼稚细胞,骨髓象中的原始细胞与幼稚细胞之和<5%。患者能否获得CR,是AL治疗成败的关键。

目前儿童急性淋巴细胞白血病首选VP(长春新碱＋泼尼松)方案,成人急性淋巴细胞白血病常需在VP方案上加门冬酰胺西酶(VLP方案)或柔红霉素(VDP方案)或四种药物同时应用(VLDP方案)。急性非淋巴细胞白血病常用DA(柔红霉素＋阿糖胞苷)方案或HA(高三尖杉酯＋阿糖胞苷)方案。

2)巩固强化治疗：完全缓解后体内仍残留 $10^8 \sim 10^9$ 的白血病细胞,为延长缓解及防止复发,仍需继续治疗,称为缓解后治疗,包括巩固、强化和维持治疗。目前,三氧化二砷和全反式维A酸联合治疗急性早幼粒细胞白血病,能使多数患者病情持续缓解5年或5年以上,而且具有高效、低毒的特点,为急性早幼粒细胞白血病治疗的首选方案。

（2）慢性白血病的化疗

1)羟基脲：为治疗慢性粒细胞白血病的首选化疗药物,起效快,持续时间短,用药后2～3天白细胞数下降,停药后很快回升。慢性淋巴细胞白血病化疗常用的药物为氟达拉滨和苯丁酸氮芥,前者较后者效果更好。

2)白消安(马利兰)：为治疗慢性粒细胞白血病常用药物,不良反应有骨髓抑制、肺及骨髓纤维化。

3)其他药物：有阿糖胞苷、高三尖杉酯、环磷酰胺、美法仑等。

4)干扰素α：干扰素可使患者血细胞Ph染色体减少或消失,可与其他化疗药物联合应用。其主要不良反应有发热、恶心、纳差、血小板减少及肝功能异常。

3.中枢神经系统白血病的治疗　常为髓外白血病复发的根源,以急性淋巴细胞白血病尤为突出。为预防中枢神经系统白血病,可在缓解前或缓解期开始时给予甲氨蝶呤及地塞米松鞘内注射。同时可考虑头部及脊髓放射线照射。

4.造血干细胞移植(HSCT)　是目前被普遍认可的根治性标准治疗。除儿童ALL外,急性白血病应在第一次完全缓解时进行,慢性粒细胞白血病慢性期缓解后尽早进行。

5.脾区照射　偶用于伴有胀痛的巨脾以缓解症状。

6.预防措施

（1）锻炼身体,增强体质,积极防治病毒感染性疾病和自身免疫性疾病。

（2）防止电离辐射及化学物品损伤,对长期接触能引起白血病的理化因素的人员,应加强防护并定期检查血象。

（3）尽量避免使用能引起骨髓损伤的化学药物。

【常见护理诊断/问题】

1.有感染的危险　与正常粒细胞减少、免疫力低下有关。

2.组织完整性有受损　与血小板减少、白血病细胞浸润等有关。

3.活动无耐力　与白血病引起贫血、代谢率增高、化疗药物副作用有关。

4. 预感性悲哀　与疾病的性质、治疗反应、预后不良、病死率高等有关。

5. 体温过高　与感染和肿瘤细胞代谢亢进有关。

6. 营养失调：低于机体需要量　与代谢增高、发热、口腔炎及化疗致消化道反应有关。

7. 潜在并发症　化疗药物不良反应、中枢神经系统白血病（central nervous system leukemia，CNSL）、尿酸性肾病。

【护理目标】

1. 患者能说出预防感染的重要性，积极配合治疗及护理，减少和避免感染的发生。

2. 能积极配合，采取正确、有效的防治措施，使各组织脏器出血停止、范围缩小或避免出血。

3. 能认识化疗期间饮食营养的重要性，体重维持在正常范围，体力恢复，生活自理。

4. 能正确对待疾病，悲观情绪减轻或消除。

5. 保持体温在正常范围内。

6. 能尽量保持机体需要量的营养摄入。

7. 能说出化疗常见不良反应并积极配合治疗，不发生并发症。

【护理措施】

(一)一般护理

1. 饮食　给予高蛋白、高热量、高维生素、清淡易消化的食物，少量多餐，保证充足的饮水量。避免在化疗前后 2h 内进食，进食后取坐位或半卧位，以减轻恶心、呕吐。

2. 休息和活动　急性期应卧床并适当床上活动，缓解期活动应以不感疲劳为宜。

3. 清洁护理　室内空气新鲜，空气和地面定时消毒，避免或减少探视，保持口腔及皮肤清洁，预防感染。进餐前后及睡前用生理盐水或多贝尔液漱口，用软毛刷刷牙；定期洗澡更衣，勤剪指甲；女性患者注意会阴清洁；保持排便通畅，便后用 1：5000 高锰酸钾溶液坐浴。

(二)病情观察

严密观察患者生命体征，有无体温升高、血压下降、脉搏细弱、尿量减少等败血症表现。监测患者白细胞及血小板计数，注意有无皮肤黏膜出血加重及头痛、意识障碍、瞳孔大小不等等颅内出血表现，有无化疗后不良反应及中枢神经系统白血病征兆。

(三)对症护理

1. 发热的护理　监测体温变化及热型，卧床休息，补充热量和水分，高热患者可给予物理降温，禁用乙醇擦浴，保持皮肤、衣服、被褥床单清洁干燥，防受凉。

2. 贫血的护理　适当休息以减少氧的消耗，活动量以患者不感到疲劳或不加重病情为宜。严重贫血者应卧床休息，抬高床头，给予吸氧，保持室内温暖，协助生活护理。

3. 防治出血的护理

(1)病情观察　皮肤有无瘀点瘀斑，有无消化道出血，如有突发头痛、视力改变立即报告医生。

(2)血小板低于 $50 \times 10^9/L$ 应减少活动,增加卧床时间,进食富营养、易消化、少刺激食物。

(3)预防皮肤出血　保持床单平整、衣着宽大,避免皮肤摩擦受压;避免注射等人为创伤,并延长局部加压时间 5min 以上,防止血肿。

(4)鼻出血预防及护理　保持鼻腔湿润,少量出血者用棉球填塞,无效则用 1∶1000 肾上腺素棉球填塞,局部冷敷。重者可用吸收性明胶海绵或凡士林纱条行后鼻道堵塞止血。

(5)口腔牙龈护理　刷牙用软毛牙刷,勿剔牙,保持口腔清洁。

(6)关节腔等深部组织出血预防及护理　减少活动量,避免过度负重及创伤性运动。一旦出血,立即制动,卧床,抬高患肢,关节功能位,给予冷敷或压迫止血。

(7)内脏出血　小量出血可进温凉食物,大量出血者禁食,建立静脉通道、输血等。

(8)眼底出血　眼底出血者卧床休息,减少用眼,勿揉眼。

(9)颅内出血　一旦发生,应取平卧位,头偏向一侧,保持呼吸道通畅,吸氧,静滴甘露醇;观察患者生命体征、意识状态等。

(10)输血护理　遵医嘱输全血或浓缩血小板悬液等,观察有无输血反应。

(四)防治感染护理

注重环境及个人卫生,预防感染。

(1)当成熟粒细胞绝对值 $\leq 0.5 \times 10^9/L$,易发生感染,最好行保护性隔离。若无层流病房应置患者于单人病房,并保持室内空气流通,定时消毒,限制探视。

(2)加强口腔、皮肤和肛周护理。

(3)如有感染迹象,应协助做血液或咽部等分泌物培养。

(五)化疗药物应用护理

1. 保护血管　宜采用 PICC 或中心静脉、深静脉置管输注化疗药。由于多数化疗药物对组织刺激性大,疗程长,所以要有由远端到近端有次序的选用粗且直的大静脉,并注意更换,穿刺时不扎压脉带,不拍打静脉,不挤压皮肤,以避免皮下出血。

2. 防止药液外渗,减轻局部刺激　输注时速度宜缓慢,防止药物外渗。疑有或发生药物外渗,应立即停止滴注,并回抽 3～5ml 血液后退针,冷敷后再用 25% 硫酸镁湿敷,亦可以局部用生理盐水加地塞米松、利多卡因做多处皮下注射进行局部封闭,注射范围须大于渗漏区域。

3. 观察化疗药物不良反应,采取相应防护措施　化疗药物常见不良反应有消化道反应、骨髓抑制、肝肾功能损害、脱发、局部刺激等。为减轻不良反应,宜采取以下措施:

(1)骨髓抑制防护　护理严格无菌操作,预防感染。当成熟的粒细胞绝对值 $\leq 0.5 \times 10^9/L$ 时,行保护性隔离,若无层流室则置于单人病房,保证室内空气新鲜,定时进行空气和地面消毒,谢绝探视以避免交叉感染。

(2)消化道反应防护　许多化疗药物可引起恶心、呕吐、纳差等消化道反应。化疗期间除做好饮食护理外还应注意:①如有呕吐及时清除呕吐物,保持口腔清洁,促进食欲;

②必要时,遵医嘱在治疗前 1～2h 给予止吐药物;③减慢化疗药物的滴速;④如症状较严重,应予静脉补充营养。

(3)口腔溃疡护理 尤其要注意口腔真菌感染的发生。行口腔护理,并教会患者漱口液的含漱及局部溃疡用药的方法:厌氧菌感染可选用 1%～3%过氧化氢溶液;真菌感染可选用 1%～4%的碳酸氢钠溶液,若溃疡疼痛严重者可在漱口液中加入 2%利多卡因止痛。

(4)心脏毒性防护 柔红霉素、阿霉素等可引起心脏损害,药物要缓慢静滴<40 滴/min,观察患者心率及有无心悸。

(5)鞘内注射化疗药物护理 协助患者取头低抱膝侧卧位,推注药物速度宜慢;拔针后局部予消毒纱布覆盖。嘱患者去枕平卧 4～6h,观察有无头痛、呕吐、发热等症状。

(六)骨髓移植术后护理

1.观察病情变化,注意有无发热、感染、出血或移植物抗宿主病的症状。

2.观察尿量、尿色、尿 pH,大便次数、量、颜色性质,并协助留标本作培养等。

3.给予高蛋白、高热量、高维生素饮食,调节口味,鼓励多进食、多饮水,保持大便通畅,必要时提供肠外营养。

4.严格执行无菌操作及无菌护理。

5.严格执行层流室规则,做好保护性隔离。

6.做好成分输血护理。

7.正确详细记录出入量及各种护理记录。

8.帮助患者与家属之间沟通和联系,可隔窗探视、传递书信、使用可视电话等,使患者得到关心,避免孤独感,增强治病信心及增加生活情趣。

9.针对患者的性格、社会背景及心理需要,有针对性地进行心理疏导。

(七)心理护理

鼓励并耐心倾听患者表达内心情感;帮助患者认识不良心理状态对康复的不利;介绍已缓解的典型病例,指导患者进行自我心理调节,指导家属关心患者,使患者感到家人的爱抚与支持,增强战胜疾病的信心。

(八)健康宣教

1.向患者及其家属说明白血病是骨髓造血系统肿瘤性疾病,虽然难治,但目前治疗进展快、效果好,应树立信心,使患者保持良好的情绪状态,有利于疾病的康复。

2.保证足够的营养、充足的休息和睡眠,适当加强健身活动,如散步、打太极拳、练剑等以提高机体的抵抗力。

3.注意个人卫生,剪短指甲,避免瘙痒,沐浴时水温以 37～40℃ 为宜,以防加重皮肤出血。少去公共场所,注意保暖,避免受凉感染。避免接触对骨髓造血有损害的理化因素如电离辐射、亚硝胺类物质、染发剂、油漆等含苯物质,保泰松及其衍生物、氯霉素等药物。长期接触放射性核素或苯类等化学物质的工作者,必须严格遵守劳动保护制度。

4.出院时向患者及家属解释,坚持每月巩固强化治疗是争取长期缓解或治愈的重

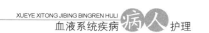

要手段。定期门诊复查血象,发现出血、发热及骨骼疼痛要及时去医院检查。

【护理评价】

1.感染有无发生,能否及时得以控制。

2.患者有无受伤和出血现象。

3.患者的体力活动情况,有无乏力等现象。

4.身心舒适,能适应并面对疾病带来的影响。

5.体温是否在正常范围内。

6.患者的营养摄入等状况,是否符合机体需要量。

7.化疗药物不良反应有无及时得到处理和缓解,有无中枢神经系统白血病等症状。

ZHISHI LIANJIE

知识链接

白血病发病率约占所有癌症的 5%。我国白血病年发病率为 2.76/10 万,在恶性肿瘤的死亡率中,白血病居第六位(男性)和第八位(女性),急性多于慢性,其中急性非淋巴细胞白血病最多,其次急性淋巴细胞白血病,慢性粒细胞白血病和慢性淋巴细胞白血病少见。男性多于女性,各年龄组均可发病,但在 10 岁以下儿童及 50~69 岁发病呈高峰。

1986 年,我国首先应用维 A 酸诱导分化治疗急性早幼粒细胞白血病,缓解率很高。通过诱导分化及促使凋亡来消除肿瘤细胞而不影响正常组织和细胞,这是我国血液病学家为根治恶性肿瘤做出的新贡献。目前急性早幼粒细胞白血病预后最好。

(孔玉芬 孙孝君)

第四节 淋巴瘤患者的护理

DAORU QINGJING

导入情景

情景描述:

孙某,女性,48 岁,"颈部淋巴结肿大 6 年,间断发热 9 个月"入院。6 年前无明显诱因下出现双侧颈部淋巴结肿大,大小约 5cm×6cm,无发热,未予重视。9 个月前出现低热,口服抗生素无效,颈部淋巴结较前肿大,收住入院。

入院查体:体形消瘦,双侧颈部淋巴结扪及肿大,约 6cm×8cm,未见明显贫血貌,皮肤未见瘀斑和出血点,心肺未见异常。双侧腋窝,腹股沟淋巴结肿大,约 3cm×4cm,脾肋下 6cm。

骨髓细胞检查:增生性骨髓象,淋巴细胞明显增多,易见分类不明细胞。

颈部淋巴结活检:淋巴结结构消失,代之以弥漫浸润小淋巴细胞。

诊断:小 B 淋巴细胞淋巴瘤。

若你是当班护士,请问:

患者目前的护理诊断及相关因素有哪些? 该如何护理?

淋巴瘤是起源于淋巴结或淋巴组织的恶性肿瘤。临床以无痛性、进行性淋巴结肿大为主要表现。

【病因】

淋巴瘤的发病原因尚不明确。

1. 病毒感染　EB 病毒 DNA 已从 Burkitt 淋巴瘤的细胞核中提取出来。部分患者血清 EB 病毒抗体滴度增高。一种反转录病毒人类 T 淋巴细胞病毒Ⅰ型(HTLV-Ⅰ)被证明是成人 T 淋巴细胞白血病/淋巴瘤的病因。

2. 幽门螺杆菌　与胃 MALT 淋巴瘤发病有关。

3. 免疫缺陷　遗传性或获得性免疫障碍患者伴发淋巴瘤较多;器官移植后长期免疫抑制剂而发生的恶性肿瘤中,1/3 为淋巴瘤。

【病理和分型】

依据其病理学特性分为霍奇金病淋巴瘤(HL)和非霍奇金淋巴瘤(NHL)。

1. 霍奇金淋巴瘤　以细胞多样性及肿瘤组织中找到里斯(Reed-Sternberg)细胞为特征。1965 年,Rye 会议将其分为四个亚型:淋巴细胞为主型、结节硬化型、混合细胞型、淋巴细胞减少型。国内以混合细胞型为最常见。除结节硬化型较为固定外,其他各型可以相互转化。

2. 非霍奇金淋巴瘤　1982 年提出了国际工作分类法(working famulation),是根据病理学与疾病的临床表现分成低度、中度及高度恶性(表 3-4)。此分类法与治疗反应关系密切,具有实际临床意义。在此基础上,1985 年我国提出成都会议分类法。

表 3-4　非霍奇金淋巴瘤的国际工作分型(IWF,1982)

低度恶性	A. 小淋巴细胞型 B. 滤泡性小裂细胞为主型 C. 滤泡性小裂细胞与大细胞混合型
中度恶性	D. 滤泡性大细胞为主型 E. 弥漫性小裂细胞型 F. 弥漫性大、小细胞混合型 G. 弥漫性大细胞型
高度恶性	H. 大细胞、原免疫细胞型 I. 原淋巴新版型 J. 小无裂(Burkitt)型杂类复合型、蕈样霉菌病
其他	毛细胞型、皮肤 T 细胞型、组织细胞型、骨髓外浆细胞型、不能分型

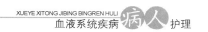

【护理评估】

(一)健康史

询问患者病毒感染史、机体免疫功能状况,有无使用免疫抑制剂或放化疗治疗,或幽门螺杆菌感染史等。

(二)身体状况

由于病变部位和范围不同,临床表现各异。原发病部位可在淋巴结,也可在结外的淋巴组织,如扁桃体、鼻咽部、胃肠道、骨骼等。结外淋巴组织病变多见于 NHL。

1. 淋巴结肿大 一般为无痛性、进行性淋巴结肿大或局部肿块为首发症状。以 HL 多见。受累淋巴结以颈部或锁骨上淋巴结为最多,其次是腋下、腹股沟。深部淋巴结如纵隔、腹膜后、腹腔等淋巴结肿大可引起压迫邻近器官的症状,如压迫上腔静脉,引起上腔静脉阻塞综合征。压迫气管、食管、喉返神经则相应发生呼吸困难、吞咽困难和声音嘶哑等症状。约 17%～20% 的 HL 患者还会出现特有的"饮酒痛",即在饮酒后数分钟及几小时内出现局部淋巴结疼痛,并随病情缓解或进展而消失或重现。

2. 全身症状 常有全身无力、消瘦、食欲不振、盗汗及周期性或不规则性发热。

3. 全身各组织器官受累 肝脏受累常引起肝大、肝区疼痛。胃肠损害可引起上腹痛、呕吐等症状。小肠淋巴瘤好发于回盲部,常有慢性腹泻,也可发生脂肪泻,还可引起肠梗阻。皮肤损害可表现为瘙痒,可为 HL 唯一的全身症状,多见于年轻人,尤其女性。此外尚有少数病例原发于肺、骨骼、泌尿道及中枢神经系统,引发各类症状。

(三)临床分期

临床分期的目的是为了了解疾病的播散程度,以便选择相应的治疗方案。现均采用 Ann Arbor 会议分期法(表 3-5)。

表 3-5　淋巴瘤临床分期(Ann Arbor 1970)

病　期	病变范围
Ⅰ 期	单个淋巴结区受累(Ⅰ)或单个结外器官组织受累(ⅠE)
Ⅱ 期	膈的同侧两个或更多淋巴结区受累(Ⅱ);或结外器官或组织和一个或更多淋巴结区受累(ⅡE)
Ⅲ 期	膈两侧淋巴结受累(Ⅲ),同时有结外器官或组织的局限性受累(ⅢE)或脾受累(ⅢS)或两者均有(ⅢSE)
Ⅳ 期	一个以上结外器官或组织(有或无淋巴结肿大)弥漫性或播散性受累

每期又分 A 和 B。A 为无症状;B 有:①不明原因半年内体重下降 10%;②发热38℃以上;③盗汗。

(四)辅助检查

1. 血象、骨髓象 早期一般无特别。HL 常有轻度或中度贫血,部分患者嗜酸性粒细胞增多,骨髓涂片中找 R-S 细胞有助于诊断。

2. 活体组织检查 一般选择下颈部或腋部的淋巴结,为诊断淋巴瘤的基本方法。

3. 影像学检查 胸部 X 线、腹部 B 超、计算机 X 线体层显像(CT)、核磁共振可发现胸腔内、腹膜后、肠系膜之淋巴结病变及肝脾病变。

(五)心理—社会状况

患者患病后,会产生恐惧、焦虑、忧伤、悲观等情绪。疾病治疗过程中,患者因病情反复及经济负担沉重等因素,易产生悲观、消沉等不良情绪。

(六)治疗原则

以化疗为主的化、放疗结合的综合治疗是淋巴瘤的基本治疗方法。

1.化疗　近年来淋巴瘤的治疗取得了重大进展,HL 已成为化疗科治愈的肿瘤之一。HL 可选用化疗方案 MOPP(氮芥、长春新碱、达卡巴嗪、泼尼松),ABVD 方案(阿霉素、博来霉素、长春新碱、达卡巴嗪)对生育功能影响小,不引发继发性肿瘤,已代替 MOPP 方案成为 HL 首选方案。NHL 化疗方案可用 COP(环磷酰胺、长春新碱、泼尼松)或 CHOP(环磷酰胺、阿霉素、长春新碱、泼尼松)方案。

2.放射治疗　可分为扩大及全身淋巴结照射两种,病变在膈以上应用"斗篷"式(包括纵隔、肺门、双侧颈部、锁骨上和腋窝淋巴结);病变在膈以下采用倒"Y"式(包括脾、脾蒂、腹主动脉旁、髂部、腹股沟部和股部淋巴结)。

3.其他治疗　干扰素、造血干细胞移植、手术治疗等。

【常见护理诊断/问题】

1.体温过高　与淋巴瘤本身或感染有关。

2.有皮肤完整性受损的危险　与放疗引起局部皮肤损伤有关。

3.有感染危险　与放、化疗使机体免疫力低下有关。

4.营养失调:低于机体需要量　与肿瘤对机体的高消耗或放、化疗有关。

5.焦虑　与治疗反应及疾病预后不良有关。

6.潜在并发症　化疗药物不良反应。

【护理目标】

1.体温保持在正常范围。

2.局部皮肤无发红、灼热感,皮肤完整。

3.减少感染的危险因素,不发生感染。

4.饮食合理,营养良好。

5.焦虑减轻。

6.减少或减轻放、化疗不良反应发生。一旦发生,能及时发现和配合处理。

【护理措施】

(一)一般护理

注意休息,给予高热量、高蛋白、高维生素,清淡易消化饮食,以补充机体的热量消耗,多饮水。

(二)病情观察

观察患者有无体温升高,是持续性或短期性,注意局部或全身有无感染。

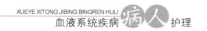
（三）皮肤护理

1.病情观察 评估患者放疗后的皮肤反应,有无发红、痛痒、灼热感以及渗液、水疱形成等。

2.局部皮肤护理 避免在局部皮肤涂抹化妆品,避免抓伤皮肤,照射部位避免强热或冷的刺激,避免衣物压迫束缚或衣服材质过于粗糙摩擦皮肤。保持照射野标志清晰,照射野内勿用肥皂涂擦,勿用胶布粘贴。标志不清晰时,切记不要自己随意描画,一定要请主管医生描画。

3.放射损伤皮肤的护理 若局部皮肤发红、痛痒,应及早涂油膏保护;若局部皮肤灼痛,可予0.2%薄荷淀粉或氢化可的松软膏外涂;如局部皮肤刺痒、渗液、水疱,可用2%甲紫、冰片蛋清或氢化可的松软膏外涂;大面积皮损时,要停止放疗并对症处理、合并感染时需抗感染,保持创面清洁、干燥,以利愈合。

（四）化疗药物治疗的护理 见白血病化疗的护理。

（五）健康指导

1.疾病知识及心理指导 告诉患者及其家属有关疾病的知识和治疗原则,近年由于治疗方法的改进,淋巴瘤缓解率大大提高,让他们树立战胜疾病的信心,鼓励患者坚持去医院放、化疗,并与医护人员积极配合,纠正治疗中的各种不良反应。

2.日常生活指导 告诫患者在缓解期保持良好的生活方式,保证充足的休息和营养,保持乐观情绪,适当参与室外活动;注意个人卫生,皮肤瘙痒者避免抓挠,以免皮肤破溃;注意淋浴水温不易过高,选用温和沐浴液。

3.用药指导与病情监测 叮嘱患者按医嘱用药,定期到门诊复查,发现发热及骨、关节疼痛要及时去医院检查。

【护理评价】

1.体温是否保持在正常范围。

2.局部皮肤完整情况,有无发红、灼热感、刺痒感等异常感觉。

3.有无感染或感染危险因素发生,一旦发生,能否及时控制。

4.营养摄入是否符合机体需要。

5.评价患者情绪状况,焦虑是否减轻。

6.有无放、化疗不良反应发生。一旦发生,能否及时发现和处理。

ZHISHI LIANJIE

知识链接

淋巴瘤的预防与组织类型及临床分期紧密相关。淋巴细胞为主型预后最好,5年生存率为94.3%;淋巴细胞耗竭型最差,5年生存率仅27.4%;结节硬化及混合细胞型在两者之间。霍奇金淋巴瘤临床分期Ⅰ期与Ⅱ期5年生存率为86.3%~90%,Ⅳ期为31.9%。有全身症状较无全身症状者为差,儿童及老年预后一般比中青年为差,女性疗效较男性为好。

（曹小萍）

第五节　出血性疾病患者的护理

出血性疾病是指由于人体的止血功能发生障碍而引起皮肤、黏膜和内脏的自发性出血或轻微创伤后即出血不止的一组有出血倾向的疾病。按其发病机制可分为以下三类：①血管壁异常；②血小板异常；③凝血功能异常。

一、特发性血小板减少性紫癜患者的护理

DAORU QINGJING

导入情景

情景描述：

李某，女性，24岁，学生，因"牙龈出血、月经量增多2个月，加重5天"入院。

患者两个月前晨起刷牙时发现牙龈出血，月经来潮时月经量增多，经期延长，未予以特殊注意。1周前发热、咽痛，口服"感冒冲剂"后好转。5天前牙龈出血量及月经量较前明显加重，伴鼻出血及双下肢散在出血点。起病以来，患者无面色苍白、皮疹及关节痛，体力活动正常，大小便正常。

既往：体健，月经规律。

入院查体：T 36.5℃，P 80次/min，BP 120/70mmHg；无贫血貌、黄疸；口腔黏膜可见血疱。双下肢可见针尖大小出血点。浅表淋巴结未触及肿大，甲状腺未触及；心、肺、腹查体未见异常，肝脾肋下未触及，双下肢未见水肿。

实验室检查：血常规 WBC 4.8×10^9/L，N 0.75，Hb 125g/L，PLT 14×10^9/L。

初步诊断：血小板减少原因待查：特发性血小板减少性紫癜？

若你是当班护士，请问：

1. 患者目前的护理诊断及相关因素有哪些？

2. 你将如何护理？

特发性血小板减少性紫癜（idiopathic thrombocytopenic purpura，ITP）是最常见的一种血小板减少性紫癜。临床特征为皮肤、黏膜或内脏出血，血小板减少，抗血小板特异性自身抗体形成，骨髓巨核细胞发育、成熟障碍等。可分为急性型和慢性型，前者多见于儿童，后者好发于40岁以下的女性，近年来的大量研究已证实本病与免疫反应有关，故又称为自身免疫性血小板减少性紫癜（autoimmune thrombocytopenic purpura，亦简称ITP）。

【病因及发病机制】

本病确切的病因及发病机制尚未完全阐明，主要有以下几个因素：

1. 免疫因素 本病主要和免疫因素有关。80%～90%的病例血浆中可检测到血小板表面相关抗体(PAlgG),部分病例还发现血小板相关补体,与这种抗体或补体结合的血小板更易被单核-吞噬细胞系统吞噬破坏,最终导致血小板寿命缩短,血小板破坏过多。

2. 感染因素 急性型多发生在病毒感染的恢复期。多数患者在发病前1～2周左右有病毒感染史,多为上呼吸道感染。可能与病毒改变血小板的结构使其具有抗原性导致自身抗体产生有关。近来越来越多的证据表明,HIV和肝炎病毒等病毒以及肠道幽门螺杆菌的感染与ITP的发病也有密切关系。

3. 脾脏因素 脾脏是产生抗血小板抗体的重要部位,也是血小板被破坏的主要场所。当脾脏产生大量抗血小板抗体时,正常血小板经过脾脏与抗血小板抗体结合而致敏,致敏的血小板极易被吞噬细胞所吞噬。

4. 其他因素 据研究表明,患者及其直系健康的家属中都存在不同程度的免疫学缺陷,提示此病可能与遗传有很大关系。另外,由于慢性型多见于育龄期女性,故认为雌激素与本病的发病有一定的关系。研究表明,雌激素可抑制血小板生成和刺激单核-吞噬细胞系统吞噬致敏血小板。

【护理评估】

(一)健康史

急性型多见于儿童,冬春季好发,起病前1～2周常有上呼吸道病毒感染史。慢性型以育龄妇女多见,和雌性激素水平高有关。

(二)身体状况

1. 急性型 多发于儿童,起病急骤,常有畏寒、发热,皮肤、黏膜出血往往较严重,皮肤出血呈大小不等的瘀点、瘀斑,可有血肿形成。当血小板低于$20×10^9/L$时可发生内脏出血,胃肠道及泌尿道出血较常见,颅内出血少见,但容易危及生命。病程多为自限性,平均为4～6周,少数可转为慢性型。

2. 慢性型 以育龄妇女多见。起病缓慢,多无前驱症状,出血症状相对较轻,病程常持续多年甚至是终身。主要表现为反复发作的皮肤及黏膜出血,如瘀点、瘀斑及鼻出血、牙龈出血、月经过多等,反复发作者常有轻度脾大、贫血。10%～15%的患者经长期治疗能得到长期缓解。

(三)辅助检查

1. 血象 血小板计数呈现不同程度的减少,急性型多低于$20×10^9/L$。慢性型常为$(30～80)×10^9/L$,白细胞计数多正常,反复发作者可出现轻度贫血。

2. 骨髓象 出血严重者可见反应性造血功能旺盛。骨髓巨核细胞数量增加,部分患者可正常,但成熟的释放血小板的巨核细胞极少见。急性型以幼稚型巨核细胞比例增加为主,慢性型则以颗粒型巨核细胞增加为主。为了确诊此病而排除白血病或再生障碍性贫血时须进行骨髓检查。

3. 血小板相关抗体和相关补体检测 多数患者血小板相关免疫球蛋白(PAIgG、

PAIgM 和 PAIgA)和相关补体(PAC)常可有 1 项或 1 项以上升高,但特异性不高。血小板膜糖蛋白特异性自我抗体特异性较高,但因其敏感性较低,故阴性也不能排除 ITP。

4. 其他　出血时间延长,血块收缩不良,血小板黏附与聚集功能减弱。束臂试验阳性。用放射性核素标记血小板抗体进行测定,患者血小板寿命明显缩短,甚至只有几小时(急性型 1~6h,慢性型 2~4 天,正常为 8~10 天)。

(四)心理—社会状况

由于反复发生出血,出血广泛且出血不止,可引起患者恐惧、焦虑;病情迁延可使患者脾气变得易怒、暴躁。

束臂试验

束臂试验又叫毛细胞血管脆性试验。试验的原理是通过压迫静脉,增高毛细血管中的压力,以测定毛细血管壁的抗压能力。

目前测定束臂试验的方法是在前臂屈侧肘窝下 4cm 画一直径 5cm 的圆圈(先把已有的出血点标出),然后在上臂用袖带加压至收缩压与舒张压之间,持续 8min 后,解除压迫。5min 后在充足的自然光线下数出新出血点的数目,超过 20 个为阳性。

束臂试验阳性,可见于血小板减少性紫癜,维生素 C 缺乏造成的坏血病由于毛细血管脆性过大,束臂试验也会阳性。而在凝血因子缺乏的患者,束臂试验阴性。故束臂试验对出血性疾病的鉴别诊断有一定的帮助。

出血点:10 点以内为阴性;10~20 点为可疑;20 点以上为阳性。

(五)处理原则

1. 一般治疗　血小板明显减少($<20\times10^9/L$)、出血严重者应卧床休息,防止创伤,有效控制血压。慢性病例出血不重或在缓解期均不需要特殊治疗,但应避免外伤,预防感染。对出血严重或久治不愈者应进行如下特殊疗法。

2. 肾上腺糖皮质激素　为治疗本病首选药物,对升高血小板及防治出血有明显效果。临床常用泼尼松口服,出血较重者静脉滴注氢化可的松或地塞米松疗效好。待血小板计数接近正常时,逐步减少剂量,需小剂量维持治疗 3~6 个月。

3. 脾切除　可减少血小板抗体的产生,也除去了血小板破坏的重要场所,对治疗本病有重要作用,但不宜作为首选。其适应证为:①年龄 5 岁以上且肾上腺皮质激素治疗 3~6 个月无效者;②出血明显,危及生命者;③激素有效,但停药或减量后易复发需较大剂量维持者;④有糖皮质激素应用禁忌者。

4. 免疫抑制剂　用以上治疗方法无效或疗效差,可用糖皮质激素加免疫抑制剂,或单独使用免疫抑制剂,其中最常用的是长春新碱,此药除抑制免疫外,还可促进血小板生成和释放。

5. 其他　①输血及血小板悬液,仅用于危重患者或外科手术术前准备,应注意多次输注会产生同种抗体而加速血小板的破坏;②血浆置换以清除外周血中的抗体和免疫复合物,适用于急性重症患者;③大剂量精制丙种球蛋白静脉滴注,约 0.4g/(kg·d),连

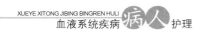

用 5 天,用于 ITP 紧急救治,可竞争性抑制血小板与相关抗体的结合,减少血小板破坏。

【常见护理诊断/问题】

1.有损伤的危险:出血 与血小板减少有关。

2.有感染的危险 与肾上腺糖皮质激素治疗有关。

3.恐惧 与血小板过低,随时有出血的危险有关。

4.潜在并发症 颅内出血。

【护理目标】

1.患者知道引起损伤的危险因素,避免损伤。

2.患者能预防感染,无感染的发生。

3.患者能做出积极的应对来预防出血,使恐惧程度减轻。

4.患者能积极配合来预防颅内出血,颅内出血不发生。

【护理措施】

(一)一般护理

1.休息活动 急性型或慢性型急性发作期应卧床休息,减少活动;血小板明显减少,出血严重者或已有内脏出血及合并高热的患者应绝对卧床休息,提供细致的生活护理。

2.饮食 给予高蛋白、高维生素易消化的饮食,若伴有贫血应选用含铁丰富的食物,忌用温补,应以偏凉或性平者为好,多选用蔬菜水果性凉者对止血有利;注意忌油腻、生硬食物并忌用刺激性食品,如辣椒、酒等;消化道出血者酌情改进流食或禁食,以静脉补充营养。

(二)病情观察

对急性型或慢性型发作期的患者随时注意观察皮肤、黏膜、消化道、泌尿生殖道及颅脑等部位的出血,一旦发生大出血的征象应立即通知医师并给予及时的对症处理,做好抢救的准备。定时测量记录体温、血压、脉搏、呼吸、瞳孔及神志等,监测血小板计数,随时做好救治处置的配合。

(三)预防出血

患者服装应柔软、宽松,以免加重皮肤紫癜程度。应指导患者学会自我防护,避免外伤引起出血,防摔碰损伤,纠正挖鼻、耳的习惯,不吃硬韧易塞牙的食物,否则剔牙易引发出血。剧烈咳嗽、呕吐、用力排便可使颅内压升高,诱发颅内出血。患者要预防感冒,保持大便通畅,必要时用镇咳、止吐、防治便秘药物进行对症处理。患者如有视物模糊,则提示有眼底出血。进行各项操作时动作要轻柔,尽量避免不必要的手术治疗或穿刺,如必须注射给药时,局部应有效加压,以免形成局部血肿。注意禁用抑制血小板功能的药物,如双嘧达莫、阿司匹林、右旋糖酐等。忌用一切可能引起血小板减少的药物,如磺胺类、解热止痛药、奎宁、奎尼丁、氯丙嗪、地高辛等。

(四)对症护理

1.口腔黏膜、舌、齿龈出血 加强口腔护理,预防口腔感染。定时用复方硼酸溶液或氯己定漱口,防止口腔的感染。齿龈及舌体易出现血疱、小血疱一般无须处理,大血疱可用无菌注射器抽吸积血后,局部以纱布卷加压至出血停止。

2.鼻衄 少量鼻出血用简易止血法,即用干棉球或可蘸 1∶1000 肾上腺素后填塞出血侧鼻腔,可同时加冷敷;大量鼻出血在简易止血的同时,请五官科专科医生实施止鼻血术。止鼻血术后,继续观察止血效果及有无再次出血。

3.消化道出血 观察有无呕血和黑便的前兆,如头晕、恶心、肠鸣音增强等,一旦发生,应观察记录呕吐、排便的次数以及呕吐物、大便的颜色、性状和量。每 30min 测量血压、脉搏、心率一次,同时要注意观察患者尿量、皮肤色泽及肢端温度变化等失血性休克的早期征象,及时通知医生并配合抢救,做好输液、输血准备工作。患者呕吐时注意使头偏一侧,防止呕吐物呛入气管引起窒息或吸入性肺炎。呕吐后随时擦净口唇处血迹并漱口,及时清理床边污物,保持整洁。消化道出血量小,无严重呕吐者可给予温凉流质饮食,出血量大的应禁食。

4.颅内出血 密切观察颅内出血,如突然剧烈头痛、呕吐或可有大小便失禁,偏瘫和意识障碍应及时报告医生,及时观察并记录血压、脉搏、呼吸、体温及瞳孔的异常变化,早期配合降低颅内压。如发生抽搐,应防止患者碰伤和摔伤。将患者衣领腰带松开,用纱布裹金属压舌板放置于患者上下臼齿间,以防咬伤舌。昏迷者保持呼吸道通畅,及时清除呼吸道分泌物并给予氧气吸入,按医嘱给予中枢兴奋剂、脱水剂等。对于伴有中枢性高热的患者,体温在 39℃ 以上头部以冰帽冷敷,同时也可将冰袋放于腋窝、腹股沟等血管丰富处。患者因出血严重忌采用酒精擦浴法降温。

(五)药物治疗的护理

长期使用糖皮质激素的患者应告知遵医嘱服药,不可自行停药或减量,否则会出现反跳现象;注意观察不良反应,如库欣综合征等;服药期间,注意个人卫生,预防感染。长春新碱可致末梢神经炎,环磷酰胺可导致出血性膀胱炎,应注意观察,必要时停药。

(六)心理护理

出血症状常使患者恐惧不安,应给予安慰使之避免情绪过度紧张而激发或加重出血,必要时按医嘱给予镇静剂。

(七)健康指导

1.日常生活护理 生活有规律,保证充足的睡眠,可以适当参加一些舒缓性锻炼,如散步、慢跑、打太极拳等,以增强体质。饮食要有规律,以高蛋白、高维生素为主,切忌暴饮暴食,戒烟酒及刺激类食物,保持大便通畅,预防感冒。尽可能避免使用导致血小板减少或影响血小板功能的药物,如阿司匹林等。要保持个人卫生,预防各种感染,特别要注意外伤的发生。保持情绪稳定,避免各种不良刺激,调整心态,定期进行检查。

2.出血的护理 若仅有轻微的皮肤出血,不需要特殊治疗,但要注意观察病情。若继续出血不止或出现其他部位和器官出血,就要到医院治疗。慢性型病期较长,无论患者本人还是家属都要能够做好充分的思想准备,做好细致的家庭内护理,使患者最大限度地减少由于疾病带来的生活上的不便。

3. 药物应用的护理 严格在医生的指导和监督下使用糖皮质激素,长期大量应用或突然停药会产生许多不良反应,切不可自行增减或停用激素药。长期使用者,往往出现向心性肥胖、皮肤变薄、痤疮等外观的变化,还可引起消化道溃疡和出血、高血压、糖尿病、骨质疏松、精神失常等副作用。因此,患者(尤其是老年患者)在服用糖皮质激素时,应常规补充钙剂和维生素 D,以防止骨质疏松的发生。服用糖皮质激素期间要能够经常检测血糖,以便及时发现类固醇型糖尿病。糖皮质激素在撤药时,应采取逐渐减量的方式,以使自身的皮质功能得以逐渐恢复。同时还应防止各种感染,特别是防止多重感染的发生。为减少对胃肠道的刺激,可在饭后服用,或加用保护胃黏膜药物。

【护理评价】

1.患者能否积极预防出血,出血有否发生。

2.患者能否严格遵医嘱服用肾上腺糖皮质激素,感染有无发生。

3.患者能否保持情绪稳定,对疾病有正确的认识。

4.患者能否积极配合预防颅内出血的发生。

(曹小萍)

二、过敏性紫癜患者的护理

DAORU QINGJING
导入情景

情景描述:

王某,男,11 岁,学生,汉族,辽宁省大连市长海县人。因"四肢出现紫癜"住院。

病史:患者 5 天前患腮腺炎,症状不重,经治疗一周后痊愈。5 天后无明显诱因出现双下肢皮肤对称性红斑,约米粒样大小,不高出皮肤,压之不褪色;时伴腹痛,无黑便及关节痛。

入院时查体:神志清,精神可,睡眠一般,诉乏力。入院查体:生命体征平稳,双眼睑轻度浮肿,双下肢有较多的红色出血性皮疹。

实验室检查:尿常规:血尿+++,蛋白尿++,血常规正常,肾功能正常。

疾病诊断:过敏性紫癜 肾炎。

若你是当班护士,请问:

1.患者目前的护理诊断及相关因素有哪些?

2.你将如何护理?

过敏性紫癜(allergic purpura),又称亨-舒综合征(Henoch-Schonlein purpura,HSP),是常见的毛细血管变态反应性出血性疾病。以皮肤紫癜、黏膜出血,关节肿胀疼痛、腹痛及肾脏损害等为主要临床表现,少数患者还伴有血管神经性水肿。

本病以春秋季发病居多,儿童及青少年为多见,男性多于女性。

【病因】

主要与致病原引起的变态反应有关。本病致敏因素较多,以下几种因素与本病发生密切关系:

1. 感染 最常见病因和致疾病复发的原因。特别与β溶血性链球菌及麻疹、水痘等发疹性病毒感染有关,其他如寄生虫感染也可导致。

2. 食物 包括牛奶、蛋、鱼虾蟹类等。主要由人体对异质蛋白质过敏所致。

3. 药物 包括抗生素(青霉素及头孢菌素类)、磺胺类药物及解热镇痛药等。

4. 其他 花粉、粉尘、寒冷、疫苗接种、外伤及昆虫叮咬等。

【发病机制】

尚未十分明确,是免疫因素介导的一种全身血管炎症。包括以下两种机制。

1. 变态反应 与Ⅲ型变态反应有关,即上述因素引起的抗原—抗体反应,免疫复合物沉积于血管壁或肾小球基底膜上,激活补体,释放过敏素等导致广泛的毛细血管炎,血管壁通透性和脆性增高引起出血,如皮下组织、黏膜、胃肠道出血、水肿。

2. 速发型过敏反应 也有人认为与速发型过敏反应有关,即由致敏原与体内蛋白质结合,形成抗原,产生的 IgE 抗体吸附在肥大细胞上,释放出组胺及慢反应物质(SRS-A)。这类物质引起小动脉及毛细血管扩张,血管通透性增加,组织器官出血、水肿。

【护理评估】

(一)健康史

患者之前多数有β溶血性链球菌、发疹性病毒感染史,或者食物、药物等过敏史;儿童和青壮年多见,春秋季好发。

(二)身体状况

1. 单纯型(紫癜型) 临床上最常见,主要表现为皮肤瘀点、紫癜。一般局限于下肢与臀部。紫癜多反复发生,呈对称性分布,可并发荨麻疹、血管神经性水肿、多形性红斑或溃疡坏死等。经 7～14 天逐渐消退。

2. 关节型 除皮肤紫癜外,以关节肿胀、疼痛、功能障碍为主,疼痛反复发作,呈游走性,常累及大关节,以及膝、踝、肘、腕等关节多见,一般在数月内消失,不遗留关节畸形。

3. 腹型(约 1/3 的患者发生) 腹部症状、体征多与皮肤紫癜同时出现,偶可发生于紫癜之前。其中腹痛最为常见,常见为阵发性绞痛,多位于脐周、下腹或全腹,可伴有恶心、呕吐、腹泻、呕血、黑便或便血,有时可被误诊为外科急腹症。在幼儿可因肠壁水肿、蠕动增强等致肠套叠。

4. 肾型 病情最严重,多见于少年,一般多在紫癜发生后 1～8 周内发生。出现蛋白尿、血尿、管型尿,伴有水肿及高血压等表现,多在数周内恢复。少数可为慢性肾炎、肾病综合征,甚至肾衰竭。过敏性紫癜所引起的这些肾脏损害称为过敏性紫癜性肾炎。

5. 混合型 具备两种以上类型的特点,称为混合型。

(三)辅助检查

本病缺乏特异性实验室检查。

1.血液检查 血小板计数及出凝血时间正常;白细胞计数正常或轻度增高,有寄生虫感染时嗜酸粒细胞可偏高;失血过多可有贫血。

2.骨髓象 多正常。

3.尿液检查 肾型患者可有蛋白尿、血尿和管型尿。

4.粪常规检查 部分患者可见寄生虫卵,腹型患者红细胞潜血试验可阳性。

5.毛细血管脆性试验(束臂试验) 部分患者可阳性。

(四)心理—社会状况

由于很多患者过敏源难以迅速确定,所以心理会有很多顾忌,肾型患者发展为慢性肾炎等,对患者的生活和工作带来一定的影响。

(五)处理原则

1.病因治疗 找出并设法去除致敏因素。如控制感染,避免再次接触可疑的致敏物质。

2.一般治疗 可使用抗组胺药物如氯苯那敏等。使用改善血管通透性药物如维生素 C、卡巴克洛等。维生素 C 以大剂量(5～10g/d)静脉注射疗效较好,持续用药 5～7 天。

3.肾上腺糖皮质激素 可抑制抗原—抗体反应,改善毛细血管通透性,对关节型及腹型有效,对肾型疗效不明显。用量及疗程视病情而定。

4.其他 免疫抑制剂可用于肾型或单用激素疗效不佳者,可使用环磷酰胺等。

5 对症疗法 腹痛可用解痛剂,如阿托品;关节痛可适当给予止痛药;呕吐严重时,给予止吐药;有消化道出血症状时给予奥美拉唑等治疗。

【常见护理诊断/问题】

1.皮肤完整性受损 与紫癜、皮疹有关。

2.舒适改变 与腹痛、关节痛有关。

3.有感染的危险 与长期使用激素,抵抗力下降有关。

4.潜在并发症:肾衰竭。

【护理目标】

1.患者能做好皮肤的护理,预防皮肤感染等。

2.患者能积极应对疼痛。

3.患者能积极预防各种感染,感染不发生。

4.密切观察肾型患者的病情,早期预防肾衰竭,肾衰竭不发生。

【护理措施】

(一)一般护理

1.休息活动 急性期应卧床休息,治疗期间不要到人群密集地方,避免剧烈运动,防止过度疲劳,避免着凉,减少感染机会。病情好转后也要限制活动,以免过劳导致紫癜加重或重新出现。

2. 饮食　应给予无动物蛋白、无渣的流质饮食,严重者应禁食。发病初期以素食为主,如小米粥、面片汤等,忌食动物性食物和刺激性、热性食物,如蛋、奶、海鲜类食物及调味品如生葱、干姜、胡椒等。经过治疗紫癜消失 1 个月后,方可恢复动物蛋白饮食。恢复的原则是:含动物蛋白的饮食一样一样地逐步添加,3 天加一种,吃后无过敏反应再加第二种、第三种,这样既保证了安全,也有利于发现过敏源为何种动物蛋白。腹型患者要忌食辛辣食品,避免进食粗糙、坚硬和对胃肠道有机械性刺激的食物。肾型紫癜患者,应给低盐饮食。

(二)病情观察

观察皮疹形态、数量、部位,记录变化情况。关节型注意观察关节红、肿、痛情况,减少关节活动,保持功能位。腹型应观察有无血便及量,检查血压、脉搏,有无肠鸣音的减弱或增强,警惕肠穿孔的发生。肾型应观察尿色、尿量、浮肿情况,监测尿检结果及血压。

(三)对症护理

1. 皮肤护理　应保持皮肤清洁干燥,伴有瘙痒者,禁止挠抓,一旦破溃应及时处理,防止出血和感染。衣着应宽松、柔软、透气性好,保持床铺清洁、干燥,避免使用碱性肥皂。

2. 关节肿痛的护理　对关节型病例应观察疼痛及肿胀情况,保持患肢功能位置,协助患者选用舒适体位,做好日常生活护理。

3. 腹痛的护理　患儿腹痛时应卧床休息,尽量守护在床边,禁止腹部热敷以防肠出血。注意大便性状,有时外观正常但潜血阳性。应给予无动物蛋白、无渣的流质饮食,严重者禁食,经静脉供给营养。

4. 用药护理　参照特发性血小板减少性紫癜这一节。

(四)心理护理

应根据具体情况尽量予以解释介绍疾病的相关知识,使患儿及家属消除恐惧心理,减轻心理负担,保持乐观情绪,赢得患儿及家属的信任,使其积极配合治疗,树立战胜疾病的信心。

(五)健康指导

1. 疾病知识指导　简介本病的性质、原因、临床表现及治疗的主要方法。可以适当参加锻炼,以增强体质,但要避免过度劳累,多食富含维生素的食物。如是食物过敏引起的紫癜,则需要终生禁用这种食物。常见的过敏物质包括动物性食物有鱼、虾、蛋、牛奶等,植物性食物有蚕豆、菠萝等。此外还要注意不可使用与过敏物质接触的炊具和餐具。注意气候变化,及时增减衣服,注意保暖,预防感冒。保持情绪稳定,避免各种不良刺激,调整心态。

2. 病情监测指导　教会患者对出血情况及伴随症状或体征的自我监测。按时服药,遵医嘱定期复查。在病情未痊愈之前,不要接种各种预防疫苗,痊愈 3~6 个月后,才能进行预防接种,否则可能导致此病的复发。若出现大量瘀点、明显腹痛、关节肿痛等说明病情加重或复发,应及时就医。

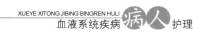
【护理评价】

1.患者能否做好皮肤的护理,预防皮肤感染等。

2.患者能否积极应对疼痛。

3.患者能否积极预防各种感染,感染有无发生。

4.能否早期预防肾衰竭,肾衰竭有无发生。

ZHISHI LIANJIE

知识链接

特发性血小板减少性紫癜与风湿性关节炎的鉴别诊断

特发性血小板减少性紫癜:根据紫癜的形态不高出皮肤,分布不对称及血小板计数减少,不难鉴别。过敏性紫癜皮疹如伴有血管神经性水肿、荨麻疹或多形性红斑更易区分。

风湿性关节炎:两者均可有关节肿痛及低热,于紫癜出现前较难鉴别,随着病情的发展,皮肤出现紫癜,则有助于鉴别。

(曹小萍)

第六节　弥漫性血管内凝血患者的护理

DAORU QINGJING

导入情景

情景描述:

王某,女性,33岁,因"分娩后30min,阴道流血不止"收入ICU。

查体:患者神志恍惚,血压测不到,脉搏数不清,心率162次/min,双侧瞳孔等大,对光反射存在,肺部听诊无殊,肝脾肋下未及,阴道流血不止,色暗红,不凝固,量约1000ml。

实验室检查:Hb 70g/L,RBC $2.7×10^9$/L,外周血见裂体细胞;血小板 $85×10^9$/L,纤维蛋白原1.78 g/L;凝血酶原时间20.9s,血浆鱼精蛋白副凝(3P)试验阳性。尿蛋白＋＋＋,RBC＋＋。

你作为当班护士,请问:

患者发生了什么状况?该如何处置?

弥漫性血管内凝血(disseminated intravascular coagulation,DIC)是一种发生在许多疾病基础上,由致病因素激活凝血及纤溶系统,导致全身血栓形成,凝血因子大量消耗并激发纤溶亢进,引起全身出血及微循环衰竭的临床综合征。本征亦称消耗性凝血病(consumption coagulopathy)或去纤维蛋白综合征(defibrination syndrome)。

【病因】

1. 感染性疾病　占 DIC 发病数的 31％～43％。

(1)细菌感染　革兰阴性菌感染如脑膜炎球菌、大肠杆菌、绿脓杆菌感染等,革兰阳性菌感染如金黄色葡萄球菌感染等。

(2)病毒感染　流行性出血热、重症肝炎、麻疹等。

(3)立克次体感染　斑疹伤寒等。

(4)其他　脑型疟疾、钩端螺旋体病。

2. 恶性肿瘤　占 DIC 发病数的 24％～34％。常见者如急性早幼粒细胞白血病、前列腺癌、肺癌、肝癌、淋巴瘤、胰腺癌、肾癌、脑肿瘤、绒毛膜上皮癌、神经母细胞瘤等。

3. 病理产科　占 DIC 发病数的 4％～12％。常见病因有羊水栓塞、胎盘早剥、死胎滞留、流产感染、宫内引产、先兆子宫破裂等。

4. 手术及创伤　占 DIC 发病数的 1％～15％。富含组织因子的器官如脑、前列腺、胰腺、子宫及胎盘等,可因手术及创伤等释放组织因子,诱发 DIC。大面积烧伤、严重挤压伤、骨折等,也容易导致 DIC。

5. 其他　各种原因引起的休克、输血及输液反应、中暑、肾移植后排斥反应、毒蛇咬伤、巨大血管瘤、药物反应及中毒等。

【发病机制】

1. 组织损伤　感染、肿瘤溶解、严重或广泛创伤、大型手术等因素导致组织因子和(或)组织因子类似物释放入血,激活外源性凝血途径。

2. 血管内皮损伤　感染、炎症及变态反应、缺氧等引起血管内皮损伤,导致 FⅫ激活机体组织因子释放,启动外源或内源凝血途径。

3. 血小板活化　各种炎症反应、药物、缺氧等可致血小板损伤,诱发血小板聚集及释放反应,通过多种途径激活凝血系统。

4. 纤溶酶激活　上述致病因素在引起组织损伤、血管内皮损伤、激活凝血系统的同时,亦可通过直接或间接方式同时激活纤溶系统,致凝血-纤溶平衡进一步失调。

【DIC 发生发展的诱因】

1.单核-吞噬细胞系统受抑,见于重症肝炎、脾切除、连续大量使用皮质激素。

2.纤溶系统活性降低,主要见于抗纤溶药物使用不当或过量。

3.妊娠等高凝状态。

4.可致 DIC"启动阈"下降的因素,如缺氧、酸中毒、血流瘀滞、脱水、休克等。

【护理评估】

(一)健康史

询问患者起病缓急,近日有无手术史。查找诱发 DIC 的病因,患者有无感染性疾病、恶性肿瘤、组织损伤、病理产科等病史。

(二)身体状况

依据原发的病情、起病缓急、症状轻重,DIC 分为急性型、亚急性型、慢性型三型。

①急性型:1~2天发病,病情凶险,进展迅速,出血重,易发生休克;②亚急性型:病程数天至数周,症状较重,一般无休克;③慢性型:病程可达数月,出血轻,仅有瘀点或瘀斑,高凝血期较明显。各型 DIC 临床表现的共同特点为:

1. 出血 是 DIC 最常见的早期症状之一。出血多突然发生,多表现为广泛的皮肤和黏膜的自发性出血。伤口及注射部位渗血可呈大片瘀斑。严重者可有内脏出血,如血尿、阴道出血、呕血、便血及咯血.甚至颅内出血。分娩或产后流出的血液可完全不凝或凝成很小的凝块。若同时有 3 个或以上无关部位的自发性和持续性出血,则具有 DIC 诊断价值。

2. 栓塞 微循环的广泛血小板和(或)纤维蛋白血栓形成,微循环可使受损部位缺血、缺氧、功能障碍,持续时间久可出现器官功能衰竭,甚至出现组织坏死。内脏栓塞常见于肺、脑、肝、肾和胃肠等,并可出现相应的症状或体征。

3. 微循环障碍 低血压或休克,多见于急性型。皮肤黏膜出现发绀,并有少尿或尿闭、呼吸循环衰竭等症状。休克可使组织缺氧、酸中毒,反过来又加重 DIC 的发展,两者形成恶性循环,甚至导致不可逆休克。

4. 溶血 DIC 时微血管腔变窄,当红细胞通过腔内的纤维蛋白条索时,引起机械性损伤和碎裂,产生溶血,称为微血管病性溶血。溶血一般较轻,早期不易察觉,大量溶血时可引起黄疸。

(三)辅助检查

1. 消耗性凝血障碍检查 血小板减少,可见进行性下降;纤维蛋白原持续性下降或低于 1.5g/L;凝血酶原时间延长。

2. 纤溶亢进检查 测定纤维蛋白降解产物(FDP)增多,FDP>20mg/L;血浆鱼精蛋白副凝试验(3P 试验)阳性。

3. 其他 DIC 时,外周血液中红细胞涂片常呈盔形、多角形或碎片等。

(四)心理—社会状况

患者多起病急,出血症状广泛而严重,常有多器官功能衰竭出现的相应症状,易导致患者及家属紧张、恐惧感。护士需要立即投入到抢救中,并给予积极的心理支持,使其主动配合治疗,同时向家属讲解相关疾病知识,对病情变化、抢救过程及效果主动做出恰当的解释和预告,以争取家属的理解与支持。

(五)处理原则

1. 治疗基础疾病及消除诱因 如控制感染、治疗肿瘤、产科及外伤处理、纠正缺氧、缺血及酸中毒等。

2. 抗凝治疗

(1)肝素 是 DIC 首选的抗凝疗法。主要起加速抗凝血酶Ⅲ中和凝血酶及中和被激活因子Ⅸ、Ⅹ、Ⅺ、Ⅻ等作用。

适应证:严重出血,DIC 诱因又不能迅速降去;DIC 的高凝期或不能确定分期,可先给肝素,后用抗纤溶药及补充凝血因子,或同时应用上述几种制剂;慢性及亚急性 DIC。

禁忌证:颅内或脊髓内出血;伴有血管损伤及新鲜创面,如消化性溃疡;肝病并 DIC;DIC 后期,以纤溶为主者。

急性 DIC 通常用肝素钠,一般约 15000U/d,静滴,连用 3～5 天。目前临床广泛应用的另一剂型为低分子肝素,常用剂量为 75U/kg·d,皮下注射,连用 3～5 天。

治疗期间一般以试管法凝血时间进行监测,凝血时间以 20min 为宜,如＞30min,提示肝素过量,应停用,如出血加重,可用鱼精蛋白静注中和肝素。

(2)复方丹参注射液 可单独应用或与肝素联合应用,具有疗效肯定、安全、无须严密血液学监护等优点。剂量为复方丹参 20～40ml,加入 100～200ml 葡萄糖溶液中静脉滴注,每日 2～3 次,连用 3～5 天。

(3)右旋糖酐 40(低分子右旋糖酐) 有辅助治疗价值。500～1000ml/d,3～5 天。

(4)噻氯匹定 为抗血小板药物,可用于急性或慢性 DIC 的治疗。用法为 250mg,口服,每日 2 次,连续 5～7 天。

3. 纤溶抑制剂 一般宜与抗凝药同时应用。适用于 DIC 的基础病因及诱发因素已经去除或控制,并有明显纤溶亢进的临床及实验室证据,或应用于 DIC 晚期继发性纤溶亢进已成为迟发性出血的主要原因者。

(1)6-氨基己酸 首剂 4～6g,溶于 100ml 生理盐水或葡萄糖液中 15～30min 内滴完,以后每小时 1g,可持续 12～24h。口服每次 2g,3～4 次/d。可连续服用数日。

(2)对羧基苄胺(止血芳酸) 静脉滴注每次 100～200mg,每日最大剂量 600～800mg。口服每次 250～500mg,一日 2～3 次。每天最大剂量为 2g。

(3)氨甲环酸 静脉滴注每次 250～500mg,每日 1～2 次,每日总量 1～2g。口服 0.25g,3～4 次/d。

4. 血液及凝血因子的补充 适用于有明显血小板或凝血因子减少证据和已经进行病因及抗凝治疗,DIC 未能得到良好控制者。可输注新鲜全血、新鲜血浆及血小板悬液、纤维蛋白原等血浆制品。

【常见护理诊断/问题】

1. 有受伤的危险:出血 与 DIC 所致凝血因子被消耗、继发性纤溶亢进、肝素应用有关。

2. 潜在并发症 休克、多发性微血管栓塞。

3. 组织灌注无效 与 DIC 造成的微循环障碍以及出血引起循环血量降低有关。

4. 气体交换受损 与血液凝固及各系统微血栓形成有关。

【护理目标】

1.患者知道可引起出血的危险因素,并积极采取预防措施。

2.患者能配合护士积极采取预防措施,不发生并发症。

3.患者组织灌注量正常,表现血管充盈良好,血压稳定正常水平,四肢温暖。

4.患者缺氧和二氧化碳潴留症状得到改善。

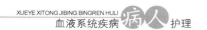
【护理措施】

(一)一般护理

卧床休息,根据病情采取合适的体位,如休克患者取中凹位,呼吸困难严重者可取半坐卧位;注意保暖;加强皮肤护理,防止压疮;协助排便,必要时保留尿管。遵医嘱进食流质或半流质,必要时禁食。给予吸氧。

(二)病情观察

严密观察病情变化,注意出血部位、范围及严重度的观察,及时发现休克或重要器官功能衰竭。定时监测患者的生命体征、神志、尿量变化,记录 24h 出入量;观察皮肤色泽与温、湿度;有无皮肤黏膜和重要脏器栓塞的症状与体征,如肺栓塞表现为突发胸痛、呼吸困难、咯血;脑栓塞引起头痛、抽搐、昏迷等。此外还要注意原发病的观察及实验室指标监测。

(三)持续重症监护

将患者安置于重症监护室,对其进行 24h 连续监护,床旁备好抢救药品及器材,常规抢救设备有:心电监护仪、中心吸氧、中心吸痰、气管插管镜、呼吸囊及急救车(车内备有常规抢救用药和专科抢救用药)。

(四)积极抢救失血性休克

快速建立两条静脉通路,以满足大量输液、输血和血管活性药物、抗凝药的应用和测量中心静脉压(CVP)。快速输液、输血,尽快使血压恢复到能维持重要脏器所必需的血液灌注。根据 CVP 和尿量及时调整输液速度和输液量,避免肺水肿的发生。在补足血容量的基础上,如血压仍偏低,可遵医嘱给予血管活性药物的使用,提升血压,以维持脏器所必要的血液灌注。

(五)肝素的应用

熟悉各种常用药物的名称、给药方法、主要不良反应及其预防和处理。肝素的合理使用是防止 DIC 的发生的关键。肝素的主要不良反应是出血,在用药过程中,注意观察患者的出血情况,并监测实验室指标,其中最常用的临床检测指标是部分凝血活酶时间(APTT),使其较正常参考值延长 60%～100% 为最佳剂量。

(六)维护重要脏器功能

如患者有呼吸困难、氧分压下降时,应立即予面罩吸氧,必要时气管插管和呼吸机辅助呼吸,保持呼吸道通畅,及时吸痰,预防肺部感染。如每小时尿量少于 30ml 时,应及时补充血容量。

(七)健康指导

向患者及其家属解释疾病发生的可能原因、主要表现、临床诊断和治疗配合、预后等。特别是解释反复进行实验室检查的重要性和必要性,特殊治疗的意义和不良反应。劝导家属多关心和支持患者,使其增强治疗信心,配合治疗;提供易消化、富营养的食物,少量多餐;循序渐进地增加运动,促进身体恢复。

【护理评价】

1.患者是否知道可引起出血的危险因素,并能积极采取预防措施,出血有无发生。

2.患者能否配合护士积极采取预防措施,并发症有无发生。

3.患者组织灌注量是否正常,血管充盈情况、血压值及四肢温度情况等。

4.患者缺氧和二氧化碳潴留症状是否得到改善。

(曹小萍)

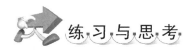 练·习·与·思·考

第一节　血液系统常见症状与体征的护理

(一)选择题

A1 题型

1.对发热的血液病患者护理措施不妥的是 （　　）

    A.降温措施主要是乙醇擦浴　　　　　　B.体温超过 38.5℃应降温

    C.药物降温,药量不宜过大　　　　　　D.每日液体入量在 3000ml 左右

    E.给高蛋白、高热量、高维生素饮食

2.我国常见的贫血类型是 （　　）

    A.巨幼红细胞性贫血　　　　　　　　　B.缺铁性贫血

    C.再生障碍性贫血　　　　　　　　　　D.地中海贫血

    E.溶血性贫血

3.皮肤紫癜、明显齿龈出血的血液病患者口腔护理,应避免 （　　）

    A.无刺激的漱口液漱口　　　　　　　　B.用牙签剔牙

    C.湿棉球擦拭牙齿　　　　　　　　　　D.渗血齿龈用吸收性明胶海绵贴敷

    E.齿龈陈旧血块过氧化氢漱口

A3 题型

某患者因发热 38.5℃、全身有小出血点、头晕乏力入院,经医院查血红蛋白 80g/L,红细胞 $3×10/L$,血小板 $70×10/L$,骨髓检查示多部位增生不良,确诊为再生障碍性贫血。

4.本病发生机制是 （　　）

    A.缺铁　　　　　　　B.缺蛋白　　　　　　　C.骨髓造血组织萎缩

    D.缺维生素 B　　　　E.缺叶酸

5.发热为本病特征,其原因是 （　　）

    A.营养不良　　　　　B.缺乏中性粒细胞　　　C.缺氧

    D.出血　　　　　　　E.细胞代谢旺盛

6.本病急性型引起死亡的主要原因是 （　　）

    A.出血　　　B.肾衰竭　　　C.缺氧　　　D.感染　　　E.心力衰竭

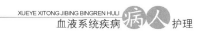

(二)名词解释

7. 贫血

8. 出血

(三)简答题

9. 简述贫血患者的一般表现。

10. 简述颅内出血的预防及护理措施。

11. 试述出血倾向的患者应如何进行高热护理。

第二节　贫血患者的护理

(一)选择题

A1 型题

1. 急性型再生障碍性贫血与慢性型再生障碍性贫血的区别点没有　　　　　　　（　　）

　　A. 起病缓急　　B. 发病原因　　　C. 发展快慢　　D. 预后　　　　　E. 治疗效果

2. 可改善再生障碍性贫血者造血功能的治疗措施为　　　　　　　　　　　　（　　）

　　A. 脾切除　　　　　　　B. 维生素 B_{12} 　　　　　　C. 雄激素

　　D. 铁剂　　　　　　　　E. 肾上腺糖皮质激素

3. 临床上再生障碍性贫血一般无　　　　　　　　　　　　　　　　　　　　　（　　）

　　A. 贫血　　　　　　　　B. 出血　　　　　　　　　C. 感染

　　D. 全血细胞减少　　　　E. 肝、脾、淋巴结肿大

4. 目前治疗重型再生障碍性贫血的主要药物是　　　　　　　　　　　　　　　（　　）

　　A. 司坦唑醇(康力龙)　　　　　　　　　B. 阿托品

　　C. 环孢素　　　　　　　　　　　　　　D. 一叶萩碱

　　E. 抗胸腺细胞球蛋白(ATG)或抗淋巴细胞球蛋白(ALG)

5. 药物引起继发性再生障碍性贫血最常见的是　　　　　　　　　　　　　　　（　　）

　　A. 氯霉素　　B. 磺胺药　　　C. 异烟肼　　　D. 吲哚美辛　　　E. 阿司匹林

6. 诊断再生障碍性贫血的主要依据为　　　　　　　　　　　　　　　　　　　（　　）

　　A. 网织红细胞增多　　　　　　　　　　B. 肝、脾肿大

　　C. 全血细胞减少　　　　　　　　　　　D. 骨髓增生活跃

　　E. 不易感染及出血

7. 下列哪项不是再生障碍性贫血的常见表现　　　　　　　　　　　　　　　　（　　）

　　A. 贫血　　　　　　　　B. 出血　　　　　　　　　C. 肝、脾、淋巴结肿大

　　D. 骨髓增生低下　　　　E. 感染

8. 鉴别再生障碍性贫血与急性粒细胞性白血病,最主要的检查是　　　　　　　（　　）

　　A. 血小板计数　　　　　　　　　　　　B. 外周血有幼红细胞

　　C. 外周血有幼粒细胞　　　　　　　　　D. 网织红细胞计数

　　E. 骨髓检查

9. 服用后可促进铁剂从胃肠道吸收的维生素是　　　　　　　　　　　　（　　）

　　A. 维生素 A　　B. 维生素 B₁　　　C. 维生素 C　　　D. 维生素 D　　　E. 维生素 E

10. 服用铁剂后大便发黑的主要原因是　　　　　　　　　　　　　　　　（　　）

　　A. 药物本身呈黑色　　　　　　　　B. 肠壁血管被腐蚀

　　C. 引起肠黏膜溃疡　　　　　　　　D. 生成硫化铁所致

　　E. 形成正铁血红素

11. 缺铁性贫血的实验室检查可表现为　　　　　　　　　　　　　　　　（　　）

　　A. 血清铁降低,血清总铁结合力降低　　B. 血清铁降低,血清总铁结合力增高

　　C. 血清铁增高,血清总铁结合力增高　　D. 血清铁增高,血清总铁结合力降低

　　E. 血清铁正常,血清总铁结合力增高

12. 预防缺铁性贫血的关键措施是　　　　　　　　　　　　　　　　　　（　　）

　　A. 预防腹泻　　　　　　　　　　　B. 及时补充含铁辅食

　　C. 预防早产　　　　　　　　　　　D. 经常口服铁剂

　　E. 定期少量输血

13. 某患者血常规显示血红蛋白 80g/L,该小儿可能是　　　　　　　　　　（　　）

　　A. 正常血象　　　　　　B. 轻度贫血　　　　　　　C. 中度贫血

　　D. 重度贫血　　　　　　E. 极重度贫血

14. 关于口服铁剂的护理,错误的是　　　　　　　　　　　　　　　　　（　　）

　　A. 应在饭前服用

　　B. 服药后 2h 内禁饮浓茶、咖啡

　　C. 可与维生素 C、稀盐酸、橙汁同服

　　D. 避免与牛奶、抗酸药物、磷酸盐等同时服用

　　E. 向患者解释服药后大便会发黑

15. 下列哪一种疾病是成年人发生缺铁性贫血的常见病因　　　　　　　　（　　）

　　A. 胆囊炎　　B. 胰腺炎　　　C. 消化性溃疡　D. 冠心病　　　E. 高血压

A2 型题

16. 某患者因患再生障碍性贫血而住院,入院查血象示全血细胞减少。医嘱给予新
　　鲜血 200ml 即刻输注,输血 100ml 左右时患者发生寒战,继而诉头痛、恶心,测体
　　温 39.5℃,最初的处理宜　　　　　　　　　　　　　　　　　　　　（　　）

　　A. 暂停输血,静脉滴注生理盐水　　B. 28℃生理盐水灌肠降温

　　C. 冰袋敷头部　　　　　　　　　　D. 口服碳酸氢钠

　　E. 静脉推注地塞米松

17. 患者,男性,发热,体温 38.5℃,全身有小出血点,头晕、乏力,经医院查血红蛋白
　　80g/L,红细胞 $3×10^{12}$/L,白细胞 $3×10^9$/L,血小板 $70×10^9$L,确诊为再生障碍
　　性贫血。其发热主要原因是　　　　　　　　　　　　　　　　　　　（　　）

　　A. 营养不良　　　　　　　　　　　B. 缺乏成熟中性粒细胞

　　　　C. 缺氧　　　　　　　　　　　　D. 出血

　　　　E. 新陈代谢旺盛

18. 某急性再生障碍性贫血患者,突然出现头痛、头晕、视物模糊、呕吐,疑为颅内出
　　　血。护士首先应给予患者　　　　　　　　　　　　　　　　　　　　（　　）
　　　　A. 头部置冰袋　　　　　B. 低流量吸氧　　　　　C. 头低足高位
　　　　D. 保持口腔清洁　　　　E. 鼻饲流质

19. 女性患者,头昏、乏力、面色苍白 1 年余,体检除贫血貌外,其余均无异常。血常
　　　规:血红蛋白 75g/L,红细胞 2.5×10^{12}/L,白细胞 4.0×10^{9}/L,网织红细胞
　　　0.06。肝、肾功能正常,血清铁降低,总铁结合力增高。追问病史,患者常有月经
　　　过多。该患者最可能的诊断是　　　　　　　　　　　　　　　　　　（　　）
　　　　A. 再生障碍性贫血　　　　　　　　B. 缺铁性贫血
　　　　C. 巨幼细胞贫血　　　　　　　　　D. 肾性贫血
　　　　E. 溶血性贫血

A3 型题

(20—23 题共用题干)

李姓患者,头昏、乏力半年余,入院后经各项辅助检查,确诊为缺铁性贫血,医嘱予铁
剂治疗。

20. 护士在发给铁剂时应指导患者　　　　　　　　　　　　　　　　　　（　　）
　　　　A. 避免与牙齿接触　　　　　　　　B. 研碎后服下
　　　　C. 多饮水　　　　　　　　　　　　D. 避免与酸性药物接触
　　　　E. 少饮水

21. 在保证药效的同时应禁忌　　　　　　　　　　　　　　　　　　　　（　　）
　　　　A. 空腹服　　　　　　　B. 服用稀盐酸　　　　　C. 饮茶
　　　　D. 饮水　　　　　　　　E. 饮食

22. 该患者经铁剂治疗 1 周后,首先出现有效的治疗指标是　　　　　　　（　　）
　　　　A. 血清铁蛋白增加　　　　　　　　B. 红细胞数增加
　　　　C. 血清铁饱和度升高　　　　　　　D. 血红蛋白量增加
　　　　E. 网织红细胞升高

23. 应首选最有效的措施是　　　　　　　　　　　　　　　　　　　　　（　　）
　　　　A. 口服铁剂　　　　　　　　　　　B. 肌注维生素 B
　　　　C. 丙种球蛋白的应用　　　　　　　D. 增加辅食
　　　　E. 高营养食物摄入

(二)填空题

24. 血液病的三大主要症状是_____、_____和_____。

25. 临床上多以_____对贫血进行轻重分度。

26. _____是最常见的贫血,贫血患者最突出的症状是_____,最突出的体征

是_____。

27.纠正缺铁性贫血、防止复发的关键是_____。

28.可准确反映体内铁储存状态的是_____,低于_____可作为缺铁的重要依据。

29.给重度贫血患者输血时速度宜_____,以免_____。

30.缺铁性贫血患者经补铁治疗使血红蛋白完全正常后需继续补铁是因为_____。

31.当患者血常规中性粒细胞<$0.5×10^9$/L时,应采取_____措施。

32.治疗慢性再障首选药物是_____,该药应采用_____注射方法。

33.营养性巨幼细胞性贫血绝大多数缺乏_____,恶性贫血主要是因为缺乏_____导致维生素 B_{12} 吸收障碍。

(三)名词解释

34.贫血

35.缺铁性贫血

36.再生障碍性贫血

(四)简答题

37.简述缺铁性贫血的常见病因。

38.含铁丰富的食物有哪些？如何对缺铁性贫血患者进行健康教育？

39.缺铁性贫血患者口服铁剂和注射铁剂时有哪些注意事项？

40.如何区别重型、非重型再生障碍性贫血？

41.简述溶血性贫血患者的主要护理措施。

(五)病例分析

42.女,16 岁,自幼不吃肉食,半年来疲乏无力,面色苍白,Hb 60g/L,骨髓铁染色,医生确诊为缺铁性贫血。请写出三个主要护理诊断及护理措施。

43.女,40 岁,技术员,多年来与苯接触密切,一年来全身乏力,近 3 个月加重,去医院确诊为再生障碍性贫血,已应用丙酸睾酮肌注 2 个月,发现面部前胸有较多痤疮,声音变粗,烦躁不安,要求换药治疗,Hb 60g/L,血小板 $50×10^9$/L。写出两个主要有关药物的护理措施。

第三节　白血病患者的护理

(一)选择题

A1 型题

1.下列哪项不是白血病的临床表现　　　　　　　　　　　　　　　　　( )

　A.发热　　　B.出血　　　C.血糖降低　　D.贫血　　　E.器官浸润

2.护理白血病患者最重要的是　　　　　　　　　　　　　　　　　　( )

　A.注意出血　　　　B.高热处理　　　　C.观察病情变化

D. 预防感染　　　　　　E. 记录药物反应

3. 下列哪项不是白血病的发病原因　　　　　　　　　　　　　　　（　　）

    A. 病毒因素　　　　　　B. 情绪激动　　　　　　C. 化学因素

    D. 电离辐射　　　　　　E. 病毒感染

4. 急性白血病出血的主要原因是　　　　　　　　　　　　　　　　（　　）

    A. DIC　　　　　　　　B. 血小板减少　　　　　C. 纤维蛋白溶解

    D. AT-Ⅲ减少　　　　　E. 小血管被白血病细胞浸润破坏

5. 急性白血病患者突然出现高热，主要原因为　　　　　　　　　　（　　）

    A. 代谢亢进　　　　　　B. 严重贫血　　　　　　C. 白血病细胞浸润

    D. 化疗过敏反应　　　　E. 感染

6. 急性白血病患者出现头痛、恶心、呕吐、颈项强直等症状常提示　（　　）

    A. 颅内出血　　　　　　B. 败血症　　　　　　　C. 中枢神经系统白血病

    D. 上消化道出血　　　　E. 脑栓塞

7. 急性白血病发生贫血的最主要因素是　　　　　　　　　　　　　（　　）

    A. 产生抗红细胞抗体　　　　　　　　B. 脾脏大，破坏红细胞过多

    C. 化疗后胃肠功能紊乱，营养缺乏　　D. 严重皮肤黏膜及内脏出血

    E. 骨髓造血受白血病细胞干扰

8. 易发生 DIC 的白血病是　　　　　　　　　　　　　　　　　　（　　）

    A. AML-M1　B. ALL-L2　　C. AML-M5　　D. AML-M3　　E. CML-BC

9. 关节腔出血或深部组织血肿的护理哪项不妥　　　　　　　　　　（　　）

    A. 出血后应立即停止活动，卧床休息　　B. 将患肢抬高并固定于功能位

    C. 局部热敷　　　　　　　　　　　　　D. 用弹性绷带压迫止血

    E. 测量血肿范围，评估出血量

10. 儿童急性淋巴细胞白血病首选治疗药物是　　　　　　　　　　（　　）

    A. VP　　　　　　　　　B. DA　　　　　　　　C. HA

    D. 小剂量阿糖胞苷　　　E. 左旋门冬酰胺

A2 型题

11. 男性，确诊急性白血病 M3 型 3 年余，此次因"头痛、恶心、呕吐 1 周"住院，入院查有颈项强直等症状。目前首先考虑为　　　　　　　　　　　　　（　　）

    A. 颅内出血　　　　B. 败血症　　　　　　C. 中枢神经系统白血病

    D. 上消化道出血　　E. 脑栓塞

12. 女，3 岁，因反复发热 1 周来诊。门诊查血常规示：Hb 95g/L，WBC 3.6×10⁹/L，PLT20×10⁹/L。血涂片示有幼稚细胞，淋巴细胞占 95%。首先考虑为（　　）

    A. 感染　　B. CML　　　　C. AML-M2　　D. ALL　　　　E. CLL

13. 女性，46 岁，确诊急性白血病 M2 型 5 个月，1 周前开始化疗，目前出现口腔白斑，以下漱口液哪种不适用　　　　　　　　　　　　　　　　　　（　　）

A. 1％～3％过氧化氢溶液　　　　　　B. 1％～4％碳酸氢钠溶液

C. 5％苏打水　　　　　　　　　　　D. 1∶5000 氯己定

E. 口泰液

14. 男性,48 岁,以急性白血病入院化疗,化疗后第 7 天,复查血象:血小板计数为 15
×10⁹/L,此时最主要的护理措施是　　　　　　　　　　　　　　　　　（　　）

A. 预防感染　　　　　　　　　　　B. 预防出血

C. 消化道反应的防护　　　　　　　D. 静脉炎及组织坏死的防护

E. 心脏毒性的防护

15. 男性,78 岁,确诊为慢性粒细胞白血病,口服化疗药物首选为　　　　　（　　）

A. 羟基脲　　B. 伊马替尼　　C. 氟达拉滨　　D. 苯丁酸氮芥　　E. 白消安

16. 男性,35 岁,因血三系减少原因待查收入院,骨髓象发现 Auer 小体,目前首先考
虑为　　　　　　　　　　　　　　　　　　　　　　　　　　　　　　（　　）

A. 慢性粒细胞白血病　　　　　　　B. 急性粒细胞白血病

C. 类白血病反应　　　　　　　　　D. 急性淋巴细胞白血病

E. 慢性淋巴细胞白血病

17. 男性,38 岁。近一周来无明显诱因出现发热,体温高达 39℃。查体:贫血貌,全
身可见散在出血斑点;肝肋下 2cm,脾肋下 3cm。查血常规示:Hb95g/L,WBC
3.6×10⁹/L,PLT 20×10⁹/L。护士给予相关护理宣教,其中哪项不正确（　　）

A. 卧床休息,避免用力

B. 进软食,加强饮食营养,多饮温开水

C. 保持大便通畅

D. 勿搔抓皮肤

E. 做好个人卫生,及时剔牙,防止口腔感染

18. 女性,18 岁,因确诊白血病 1 个月,予阿糖胞苷化疗,出现恶心、呕吐,以下护理
措施哪项不正确　　　　　　　　　　　　　　　　　　　　　　　　（　　）

A. 及时清除呕吐物,保持口腔清洁

B. 遵医嘱在治疗前 1～2h 给予止吐药物

C. 加快化疗药物的滴速

D. 提供合其品味的食物

E. 如胃肠道症状较严重,无法正常进食,应尽早给予静脉补充营养

A3 型题

(19—21 题共用题干)

男性,26 岁,理发师,因"发热伴皮肤出血点 1 周"收入院,查血红蛋白 89g/L,白细胞
3.5×10⁹/L,血小板 50×10⁹/L,发现幼稚细胞。临床拟诊为急性白血病。

19. 请问需要哪项检查来确诊　　　　　　　　　　　　　　　　　　　　（　　）

A. 血涂片　　B. 出凝血常规　　C. 骨 ECT　　　D. 血生化　　　E. 骨髓常规

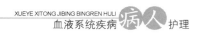
20. 患者确诊为急性早幼粒细胞白血病,入院第二天出现静脉穿刺针孔出血不止,根据病情,你考虑发生了什么 （　　）

　　A. DIC　　　B. 感染　　　C. 败血症　　　D. 血栓　　　E. 静脉炎

21. 1个月后患者病情得到控制,医嘱予腰穿＋鞘注化疗,下列哪项护理措施是错误的 （　　）

　　A. 协助患者取头低抱膝侧卧位

　　B. 协助医生做好穿刺点的定位和局部的消毒与麻醉

　　C. 拔针后局部予消毒纱布覆盖、固定

　　D. 嘱患者去枕平卧 1～2h

　　E. 注意严密观察有无头痛、呕吐、发热等化学性脑膜炎症状

（22—25题共用题干）

女性,30岁,慢性粒细胞白血病病史1年,近一周高热、脾大平脐,血红蛋白 50g/L,白细胞 $20×10^9$/L,分类原粒占 30％,中晚幼粒占 40％,血小板 $50×10^9$/L。

22. 目前诊断为慢性粒细胞白血病 （　　）

　　A. 急性变　　　　　　B. 合并感染　　　　　　C. 合并类白血病反应

　　D. 合并骨髓纤维化　　E. 慢性期

23. 医嘱予 DA(柔红霉素＋阿糖胞苷)方案化疗,静脉注射过程哪项不妥 （　　）

　　A. 最好采用中心静脉或深静脉留置导管注射

　　B. 如使用浅表静脉,应选择有弹性且直的大血管

　　C. 避免在循环功能不良的肢体进行注射

　　D. 每次不必更换注射部位,强调熟练的静脉穿刺技术

　　E. 静脉注射时先用生理盐水冲洗,确定在静脉内后方可注入药物

24. 患者外周静脉输注化疗药物2天后,出现肢体静脉穿点上方条索状红线,轻微疼痛,请问发生了什么 （　　）

　　A. 细菌感染　　　　　B. 静脉血栓　　　　　C. 静脉炎

　　D. 静脉粥样硬化　　　E. 局部血肿

25. 根据上述情况,你认为合理的治疗措施是 （　　）

　　A. 局部冷疗　　　　　　　　B. 红外线治疗

　　C. 加强肢体活动　　　　　　D. 保持肢体下垂,增加供血量

　　E. 外涂红霉素软膏

(二)填空题

26. 白血病的临床表现有_____、_____、_____和器官浸润四大特征。

27. 慢性粒细胞白血病的整个病程可分为三期:_____、_____、_____。

28. 白血病患者出血主要原因是_____、血小板功能异常、凝血因子减少、_____和细菌毒素对血管的损伤。

29. 白血病患者常见的感染有_____、咽峡炎、肺部感染及_____。局部可表

现为炎症、溃疡、坏死或脓肿形成,严重时可致_____。

30._____是白血病细胞的形态标记,系嗜苯胺蓝颗粒聚集和浓缩过程紊乱融合而成,仅见于_____,有独立诊断的意义。

31.急性早幼粒白血病易合并_____。

32.慢性粒细胞白血病突出的表现是_____,慢性淋巴细胞白血病突出的表现是_____。

(三)名词解释

33.白血病

34.绿色瘤

35.完全缓解(CR)

36.中枢神经系统白血病(CNSL)

(四)问答题

37.急性白血病的有哪些临床表现?

38.如何预防白血病患者出血的发生?

39.针对化疗引起的消化道反应如何进行防护?

40.化疗药物静脉注射时有哪些注意事项?

(五)案例分析题

41.女性,26岁,皮革制造工人,因"发热、四肢乏力伴皮肤出血点1周",门诊查血红蛋白89g/L,白细胞3.5×10^9/L,血小板50×10^9/L,发现幼稚细胞。进一步诊治收入院。入院后查T38℃,P 92次/min,R 20次/min,BP 96/62mmHg。患者神志清,精神软,情绪焦虑,轻度贫血貌,全身可见散在出血点,双侧颈部可触及肿大淋巴结,胸骨有轻压痛,肝肋下2cm,脾肋下3cm,双下肢无浮肿,病理征阴性。患者有甲苯接触史5年。入院后骨髓检查:有核细胞增生极度活跃,细胞质颗粒粗大的早幼粒细胞占85%。请问:

(1)结合病史,你考虑诊断为什么?

(2)请提出目前的护理诊断及相关因素。

(3)你估计下一步会进行哪项治疗,如何进行相关护理?

(4)患者若病情好转,出院后如何进行健康宣教?

第四节　淋巴瘤患者的护理

(一)选择题

A1型题

1.下列哪一型霍奇金病预后最差　　　　　　　　　　　　　　　　　　(　　)

　A.淋巴细胞为主型　　　　　　　　B.结节硬化型

　C.混合细胞型　　　　　　　　　　D.淋巴细胞削减型

　E.小淋巴细胞型

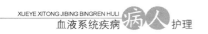

2. 里-斯细胞在下列哪一型霍奇金病最多见 （　　）

    A. 淋巴细胞为主型   B. 结节硬化型

    C. 混合细胞型   D. 淋巴细胞削减型

    E. 小淋巴细胞型

3. 淋巴瘤患者常以何部位淋巴结肿大为首发症状 （　　）

    A. 腹股沟   B. 腋窝   C. 颈部   D. 锁骨下   E. 腹膜后

4. 下列关于淋巴瘤描述正确的是 （　　）

    A. 淋巴瘤是免疫系统的良性肿瘤

    B. 淋巴瘤只生长在淋巴组织丰富的组织器官

    C. 原发部位仅限在淋巴结，不可能在淋巴结外的淋巴组织发生

    D. 组织病理学上将淋巴瘤分为 HD 和 NHL 两型

    E. 临床上以痛性进行性淋巴结肿大和局部肿块为特征

5. 下列哪个因素不能提示淋巴瘤预后不良 （　　）

    A. 年龄大于 60 岁   B. 分期为 Ⅲ 期或 Ⅳ 期

    C. 结外病变 1 处以上   D. 血清乳酸脱氢酶（LDH）减低

    E. 需要卧床或生活需要别人照顾

6. 淋巴瘤患者放疗后皮肤出现局部水疱并渗液，下列护理措施不正确的是 （　　）

    A. 氢化可的松软膏外涂   B. 冰片蛋清外敷

    C. 2% 甲紫外涂   D. 硼酸软膏外敷后加压包扎

    E. 热毛巾湿敷

7. 淋巴瘤确诊和分型的主要依据是 （　　）

    A. 淋巴结活检   B. 血象   C. 骨髓象   D. X 线   E. 乳酸脱氢酶

A2 型题

8. 李某，44 岁，确诊淋巴瘤，放疗第三天局部皮肤出现发红、瘙痒、灼痛感，此时下列哪项护理措施不正确 （　　）

    A. 衣着宽大、柔软   B. 可选用纯棉或丝绸内衣

    C. 洗浴毛巾要柔软   D. 不能擦洗放射区皮肤，以减少摩擦

    E. 保持局部皮肤清洁干燥

9. 某淋巴瘤患者，放疗后 1 周，护士观察放射区局部皮肤反应时不会出现的情况是 （　　）

    A. 局部皮肤发红   B. 局部皮肤瘙痒   C. 皮肤出现灼热感

    D. 渗液或水疱形成   E. 皮肤苍白

A3 型题

（10—12 题共用题干）

某患者，男性，38 岁，因咽喉疼痛伴发热、无痛性颈部淋巴结肿大半年入院。近半年来时感咽部疼痛伴发热，经多次抗感染治疗，虽一时好转，但始终未愈，体检发现颈部淋

巴结肿大。

10. 该患者可能的诊断是 （ ）

    A. 扁桃腺炎   B. 咽炎   C. 上呼吸道感染

    D. 淋巴瘤   E. 慢性白血病

11. 下列哪项检查可助确诊 （ ）

    A. 血常规   B. 胸部 CT   C. 骨髓象

    D. 淋巴结活检   E. 血清酶谱检查

12. 在疾病缓解期或疗程全部结束后，指导错误的是 （ ）

    A. 充分休息、睡眠

    B. 坚持参加大运动量的室外锻炼，以增强体质

    C. 进食富营养食物，少食油腻、生冷的食物

    D. 口舌干燥时，可饮用柠檬汁

    E. 沐浴时避免水温过高，宜选用温和的沐浴液

(二)填空题

13. 淋巴瘤的主要临床表现为_____。

14. 淋巴瘤的病理分型是_____。

15. HL 的首选化疗方案_____，NHL 的首选化疗方案_____。

(三)问答题

简述淋巴瘤患者放疗后的皮肤护理措施。

(四)案例分析题

16. 患者，女，38 岁，因"咽部疼痛伴发热半年"入院。

病史：2013 年底，患者出现咽部疼痛伴发热、进食有痛感，经多次消炎治疗，虽一时性好转，始终未愈。有时咽部出血，按"扁桃腺炎"治疗不见疗效。2014 年 4 月中旬前往肿瘤医院检查，确诊为：扁桃体恶性淋巴瘤。目前化疗 4 个疗程，放疗 50 天。

入院查体：体温 38.9℃，皮肤、黏膜苍白。肝脾肋下未及。颈部皮肤老化，毛囊变浅，有一 0.5cm×1cm 溃疡。余无殊。

血常规检查：Hb89g/L，WBC11×10^9/L，N90％，PLT270×10^9/L。请问：

(1)该患者目前存在的护理诊断及其相关因素。

(2)如何对该患者开展有效的护理？

(3)如何对该患者进行健康宣教？

第五节 出血性疾病患者的护理

(一)选择题

A1 型题

1. 急性型特发性血小板减少性紫癜的血小板计数常低于 （ ）

    A. 10×10^9/L   B. 20×10^9/L   C. 50×10^9/L

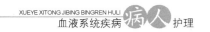
D. $60×10^9/L$ E. $80×10^9/L$

2. 慢性型特发性血小板减少性紫癜不宜输血小板悬液的原因是为了避免   (   )

   A. 引起溶血现象   B. 抑制血小板生成

   C. 增加毛细血管脆性   D. 产生异种抗血小板抗体

   E. 产生同种抗血小板抗体

3. 特发性血小板减少性紫癜的实验室检查中,下列哪一项正常   (   )

   A. 毛细血管脆性试验   B. 血块退缩试验   C. 血小板计数

   D. 凝血时间   E. 出血时间

4. 特发性血小板减少性紫癜患者应禁忌使用下列哪一种药物   (   )

   A. 阿莫西林   B. 长春新碱   C. 阿司匹林   D. 达那唑   E. 泼尼松

5. 特发性血小板减少性紫癜首选的治疗是   (   )

   A. 应用肾上腺糖皮质激素   B. 应用雄激素

   C. 应用免疫抑制剂   D. 应用止血剂

   E. 输注新鲜血

6. 特发性血小板减少性紫癜的主要病因为   (   )

   A. 细菌直接感染   B. 自身免疫   C. 变态反应

   D. 病毒   E. 寄生虫

7. 关于特发性血小板减少性紫癜急性型和慢性型的临床特点,下列哪项描述不妥

   (   )

   A. 急性型多见于儿童,慢性型多见于青年女性

   B. 急性型起病前多有上呼吸道感染病史,慢性型起病隐匿,不易察觉

   C. 急性型出血较为严重,内脏出血多见,慢性型出血较轻,贫血多为首发表现

   D. 慢性型多数反复发作

   E. 急性型大部分会转变为慢性型

8. 特发性血小板减少性紫癜患者应避免使用下列哪种药物   (   )

   A. 泼尼松   B. 阿莫西林   C. 红霉素   D. 双嘧达莫   E. 地西泮

9. 过敏性紫癜中最常见的类型是   (   )

   A. 肾型   B. 关节型   C. 腹型   D. 单纯型   E. 混合型

10. 过敏性紫癜中最严重的类型是   (   )

    A. 肾型   B. 关节型   C. 腹型   D. 单纯型   E. 混合型

11. 过敏性紫癜中单纯型患者的皮肤瘀点、瘀斑一般出现在   (   )

    A. 下肢和臀部   B. 上肢   C. 胸部   D. 背部   E. 腹部

A2 型题

12. 某女性青年患特发性血小板减少性紫癜,经常出血不止,经泼尼松治疗 6 个月,
    症状无好转,最近出血更为严重,应选用下列哪项治疗措施为妥   (   )

    A. 改用地塞米松治疗   B. 大量血浆置换术

    C. 输血小板悬液   D. 应用免疫抑制剂

    E. 做脾切除

13. 患者,女性,40岁,不明原因牙龈渗血3个月,月经量增多,诊断为特发性血小板减少性紫癜,下列实验室检查哪项不支持该诊断   （   ）

    A. 血小板计数减少   B. 血小板表面相关抗体阳性

    C. 出血时间延长   D. 血小板寿命缩短

    E. 束臂试验阴性

A3 型题

（14—19 题共用题干）

患者,女性,因牙龈出血,月经量增多2个月,加重5天就诊。体检口腔黏膜可见血疱,双下肢针尖样出血点,肝脾肋下未触及,浅表淋巴结未触及肿大,实验室检查：WBC $4.8 \times 10^9/L$,N0.75,Hb 12.5g/L,PLT $14 \times 10^9/L$。

14. 该患者可能的诊断是   （   ）

    A. 白血病   B. 淋巴瘤   C. 特发性血小板减少性紫癜

    D. 缺铁性贫血   E. 再生障碍性贫血

15. 下列哪一项辅助检查可助确诊   （   ）

    A. X 线   B. 血培养

    C. 骨髓象和血小板相关抗体检测   D. 磁共振

    E. CT

16. 该患者检出血小板抗体,产生该抗体的重要部位是   （   ）

    A. 肝脏   B. 骨髓   C. 脾脏   D. 肺   E. 肾脏

17. 该患者确诊为急性特发性血小板减少性紫癜,为预防出血,不妥的是   （   ）

    A. 衣物应柔软,宽松   B. 不剔牙不挖鼻

    C. 保暖,防治感冒剧咳   D. 保持排便通畅

    E. 视物模糊或眼有异物感时应揉揉眼

18. 最需要注意观察患者哪个部位出血,可危及生命   （   ）

    A. 眼部   B. 颅内出血   C. 消化道出血   D. 关节腔出血   E. 皮肤黏膜

19. 患者长期使用糖皮质激素治疗,该药可能引发   （   ）

    A. 库欣综合征   B. 出血性膀胱炎

    C. 末梢神经炎   D. 白细胞减少

    E. 嗜睡

(二)填空题

20. 特发性血小板减少性紫癜中,急性型多见于＿＿＿＿＿＿＿＿＿患者,慢性型多发生于＿＿＿＿＿＿＿＿。

21. 治疗 ITP 首选的药物是＿＿＿＿＿＿。

(三)名词解释

22. 特发性血小板减少性紫癜

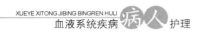

23.过敏性紫癜

(四)简答题

24.简述特发性血小板减少性紫癜急性型和慢性型的区别。

25.简述糖皮质激素用药时的注意事项。

26.简述特发性血小板减少性紫癜患者各部位出血的观察与预防。

(五)病例分析

27.王某,女35岁,半月前出现感冒症状,发热、流涕、全身乏力等,后出现皮肤出血点,伴有鼻出血和牙龈出血,月经量多,呈进行性加重的症状,随后到医院就诊,检查发现血小板减少,诊断为"特发性血小板减少性紫癜(ITP)",经过糖皮质激素治疗后血小板计数升到正常,出院后在糖皮质激素药物减量过程中病情反复发作,最后行脾切除术,目前血小板计数已经完全恢复正常,仍感乏力,害怕疾病再次加重,整天忧心忡忡,夜间睡眠浅。请问:

(1)请提出该患者目前存在的护理诊断及相关因素。

(2)出院时该如何对患者进行健康宣教?

第六节 弥漫性血管内凝血患者的护理

(一)选择题

A1 型题

1.弥散性血管内凝血早期最常见的临床表现是 （ ）

    A.贫血   B.低血压   C.出血   D.休克   E.发热

2.治疗 DIC 最根本的措施是 （ ）

    A.抗凝疗法   B.抗纤溶治疗

    C.抗血小板凝集药物   D.去除诱因,治疗原发病

    E.补充凝血因子和血小板

3.DIC 发生过程中的关键因素是 （ ）

    A.单核-吞噬细胞系统受抑制   B.纤溶系统活性降低

    C.高凝状态   D.缺氧、酸中毒

    E.凝血酶和纤溶酶的形成

4.DIC 最常见的诱因是 （ ）

    A.过敏   B.感染   C.溶血性贫血   D.手术创伤   E.恶性高血压

5.关于弥散性血管内凝血的治疗,哪项是不适当的 （ ）

    A.补充血小板   B.补充凝血因子

    C.应用抗凝药物   D.禁用抗血小板药物

    E.可用血浆置换

6.急性 DIC 高凝期患者的治疗原则,除消除病因、治疗原发病外,应首先考虑

    （ ）

A. 补充水与电解质　　　　　　　　B. 应用抗血小板药物

C. 积极抗纤溶治疗　　　　　　　　D. 及早应用肝素

E. 输注全血或血浆

A3 型题

(7—10 题共用题干)

男,30 岁,确诊为急性早幼粒细胞白血病(M3),化疗时突发 DIC。

7. 下列检查结果哪项是不符合的　　　　　　　　　　　　　　　(　　)

A. 血小板数明显减少　　　　　　　B. 血浆 D-二聚体水平升高

C. 纤维蛋白原浓度降低　　　　　　D. 3P 试验(＋)

E. 血纤维蛋白肽(FPA)水平下降

8. DIC 早期最常用的抗凝药物是　　　　　　　　　　　　　　　(　　)

A. 阿司匹林　　B. 双嘧达莫　　C. 肝素　　　　D. 速避凝　　E. 低分子右旋

糖酐

9. 3P 试验阳性提示　　　　　　　　　　　　　　　　　　　　　(　　)

A. 患者易形成微血栓　　　　　　　B. 患者开始进入低凝状态

C. 患者出血更加难以控制　　　　　D. 病情好转

E. 应该停止使用肝素

10. 在急性弥散性血管内凝血高凝期应及时使用　　　　　　　　　(　　)

A. 肝素　　　　B. 氨甲芳酸　　C. 6-氨基己酸　　D. 鱼精蛋白　　E. 维生素 K

第四章　常见血液系统诊疗技术及护理

第一节　骨髓穿刺患者的护理

DAORU QINGJING

导入情景

情景描述：

患者李某,女,34 岁。因"发热、皮肤瘀斑 20 余天"入院。

患者于 2015 年 9 月 12 日出现发热,体温最高 39℃,伴有双下肢瘀斑、头晕、乏力。经过 5 天的青霉素等药物治疗,症状无缓解。收住入院。查体:体温 38.6℃,皮肤、黏膜苍白,全身散在片状瘀斑,颈部淋巴结肿大,胸骨有压痛。双肺底可闻及啰音。肝肋下 3cm,脾肋下 4cm 可触及。入院后为明确诊断,医生决定于次日进行骨髓穿刺术。

若你是当班护士,请问:

如何向患者解释骨髓穿刺术? 该如何护理?

骨髓穿刺术(bone marrow puncture)是采集骨髓液的一种常用诊疗技术。临床上骨髓穿刺液常用于血细胞形态学检查,也可用于造血干细胞培养、细胞遗传学分析及病原生物学检查等,以协助临床诊断、观察疗效和判断预后等。适用于各类血液病(如白血病、再生障厚性贫血、原发性血小板性紫癜等)的诊断,疟疾、黑热病等原虫者,血友病等出血性疾病及穿刺部位皮肤有感染者禁忌。

【穿刺方法】

向患者及家属讲明穿刺的目的、必要性,签字同意后实施。

1. 穿刺部位及体位选择　①髂前上棘:常取髂前上棘后上方 1～2cm 处作为穿刺点,此处骨面较平,容易固定,操作方便安全。患者取仰卧位。②髂后上棘:位于骶椎两侧、臀部上方骨性突出部位,患者取侧卧位。③胸骨柄穿刺点:胸骨柄、胸骨体相当于第 1、2 肋间隙的部位,此处骨髓含量丰富,当上述部位穿刺失败时,可做胸骨柄穿刺,但此处骨质较薄,其后有心房及大血管,严防穿透发生危险,较少选用。患者取仰卧位。④腰椎棘突:位于腰椎棘突突出处,极少选用,患者取坐位或侧卧位。临床上以髂前上棘、髂后上棘为最常用。(注:2 岁以下婴幼儿可选择胫骨粗隆前下方)

2. 打开穿刺包,术者戴无菌手套,检查无菌包物品是否齐全,检查骨髓穿刺针是否通畅,常规消毒皮肤,左手拇指、食指固定穿刺部位皮肤,用 2% 利多卡因做皮肤、皮下直至骨膜"品"字形多点麻醉;等待 2min 左右,使骨膜得到充分的浸润和麻醉。

3. 操作者左手拇指和食指固定穿刺部位,右手持骨髓穿刺针向骨面垂直刺入,若为胸骨穿刺则应与骨面呈 30°～45°角刺入,当针尖接触骨质后则将穿刺针左右旋转,缓缓钻刺骨质,穿刺针进入骨髓腔后拔出针芯,接上干燥的 10ml 或 20ml 注射器,用适当的力量抽取骨髓液约 0.1～0.2ml,滴在载玻片上,助手立即制备骨髓液涂片数张。注意推片与载玻片呈 30°～45°,稍用力推开,制备的髓片应头、体、尾分明并有一定的长度,使细沙样浅肉色的骨髓小粒分布均匀。

4. 拔针　抽吸完毕重新插入针芯,左手用无菌纱布置于针孔处,右手将穿刺针(稍旋转)拔出,并将无菌纱布敷于针孔处,嘱局部按压 15min。局部消毒后换消毒纱布覆盖,胶布加压固定。

【护理】

(一)术前准备

1. 向患者及家属讲明穿刺的目的和过程,取得患者同意、合作。

2. 做出血、凝血时间测定,有严重凝血功能障碍者需输血浆或凝血因子纠正后再实施。

3. 器械准备:骨髓穿刺包(弯盘 1 个,18 号、16 号或 12 号骨髓穿刺针 1 枚,镊子 1 把,止血弯钳 1 把,纱布 2 块,无菌洞巾 1 块)、无菌手套 2 副,5ml 注射器 2 个及 10ml、20ml 注射器 1 个,2% 利多卡因 1 支,载玻片 10 张、推片 1 个,持物钳、砂轮、消毒棉签等。(现临床上已普遍使用一次性骨穿针、一次性换药包)

(二)术中、术后配合

1. 协助患者摆好体位。

2. 术后应压迫止血,对有出血倾向者,防止骨膜下血肿形成或流血不止。

3. 解释,向患者说明术后穿刺处疼痛是暂时的,不会对身体有影响,同时做好疼痛评

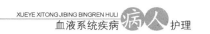

估及知识宣教。

4.注意观察穿刺部位处有无出血。如果渗血较多,及时更换无菌纱布,压迫伤口直至无渗血为止。

5.告诉患者穿刺伤口48～72h内不要弄湿,勿用水洗,防止感染。多卧床休息,避免剧烈活动,防止伤口感染,术后伤口处有疼痛感,但不会对身体和生活带来不良效果。

(江　群　孙孝君)

第二节　造血干细胞移植术的护理

DAORU QINGJING
导入情景

情景描述:

患者李某,女,34岁。因"发热、皮肤瘀斑20余天"入院。

患者于2015年9月12日出现发热,体温最高39℃,伴有双下肢瘀斑、头晕、乏力。经过5天的青霉素等药物治疗,症状无缓解。收住入院。查体:体温38.6℃,皮肤、黏膜苍白,全身散在片状瘀斑,颈部淋巴结肿大,胸骨有压痛。双肺底可闻及啰音。肝肋下3cm,脾肋下4cm可触及。

入院后诊断:急性淋巴细胞白血病。家属询问是否可以进行造血干细胞移植术。

若你是当班护士,请问:

1.如何向家属和患者解释造血干细胞移植术?

2.移植前需要完成哪些准备工作?移植后该如何护理?

造血干细胞移植术(hematopoietic stem cell transplantation,HSCT)是经大剂量放化疗或其他免疫抑制预处理,清除受者体内的肿瘤细胞、异常克隆细胞,阻断发病机制,然后把自体或异体造血干细胞通过静脉输给受者,使受者重建正常造血和免疫功能,从而达到治疗目的的一种治疗手段。

按造血干细胞取自健康供体还是患者本身,HSCT被分为异体HSCT和自体HSCT。异体HSCT又分为异基因移植和同基因移植。按造血干细胞取自骨髓、外周血、脐带血,又分别分为骨髓移植、外周血干细胞移植和脐血造血干细胞移植。

造血干细胞移植是目前治疗急性白血病、恶性淋巴瘤、多发性骨髓瘤、重度再生障碍性贫血、某些实体瘤(如乳腺癌、卵巢癌、恶性黑色素瘤等)、骨髓纤维化、先天性免疫缺陷病等疾病最有效的方法。

一、移植术前的护理

1. 供者选择及准备

(1)供者选择 异基因造血干细胞移植首先选择供者,供者一般是在同胞兄弟姐妹中选择,也可从骨髓库中无亲缘关系的供给者中选择。要求身体健康,无遗传性疾病和传染性疾病,年龄最好在 18～50 岁,其关键是供者和受者人白细胞抗原(HLA)组织相容抗原配型相合。首选年轻、男性、ABO 血型相合和巨细胞病毒阴性者。

(2)供者准备 供者住院,造血干细胞采集前 5 天开始,给予皮下注射粒细胞集落刺激因子或其他动员剂,以进一步扩增体内造血干细胞。采集前一周,注意营养摄入,进高蛋白、高热量、高维生素饮食,采集前晚和当日低脂饮食,不吃肥肉和油炸食品等,以防血脂过高造成分离血细胞困难。

(3)供者心理护理 供者在提取造血干细胞时,常出现情绪紧张、恐惧、矛盾心理。故应安慰解释,向其讲解造血干部细胞提取方法,术前、术后不适及恢复情况,术中注意事项,使其有充分的思想准备。

2. 无菌层流室准备 室内一切用物需经清洁、消毒、灭菌处理。室内不同空间采样行空气细菌监测,合格后患者才能进入。

3. 患者准备

(1)患者预处理 其目的是杀灭患者的免疫活性细胞,使之失去排斥外来细胞的能力,从而允许供者的干细胞植入而使造血功能重建,同时消灭体内异常细胞而起到一定治疗作用。预处理方案主要有大剂量化疗和放疗,或同时使用免疫抑制剂。

(2)进行全面身体检查 评估患者营养状况及体重;全身皮肤黏膜有无出血、破损及感染灶,有无咽痒、痰液性质、肺部啰音等;体温是否正常;肝、脾及淋巴结有无肿大等。移植前需全面进行检查,如复查血象、骨髓象、血型,检查心肺、肝和肾功能,做咽部、体表和肛周细菌培养等。

(3)入室前三天开始食用肠道不易吸收的抗生素,眼药水(泰利必妥)滴眼、氧氟沙星滴眼液滴耳;入室前一天剪指(趾)甲、剃毛发;入室当天用 1:2000 氯己定药浴,完毕后做患者皮肤皱褶处的细菌培养,更换无菌衣裤,包裹大单进入无菌室。移植前一天行颈外静脉或锁骨下静脉置管术备用。此期患者十分关注即将进行的各种治疗及其结果,最易接受有益的暗示,是进行心理护理的良机。护理人员必须抓住时机帮助患者进行各种治疗前的心理准备。

二、移植术中的护理

1. 造血干细胞采集方法 由医院通知捐献者到指定采集点进行采集。采集前排空二便。

(1)骨髓采集 无菌条件下,供者行硬膜外麻醉。自其髂前或髂后上棘抽取骨髓,按患者体重,采集目标是单个核细胞(MNC)为 $(2～4)\times10^8$/kg。采集的骨髓立即置入含

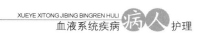

肝素的保养液,充分混合过滤后装入血袋。

(2)外周血干细胞采集　采集时一般在供者两侧肘静脉穿刺,一条为流入道,一条为流出道,然后血液经过密闭无菌的一次性采集装置进入血细胞分离机,将采集到的造血干细胞收集到储血袋中,其余血液流回到供者体内;采集目标是单个核细胞(MNC)≥5×10^8/kg,CD34细胞≥2×10^8/kg(供者体重)。采集过程需要4h左右。将抽取的骨髓血最好于24h内输注或降温液氮保存3～24个月。

2. 造血干细胞回输护理

(1)骨髓血回输护理　①骨髓血回输前必须倒挂30min,使脂肪颗粒上浮,以免脂肪输入人体内造成脂肪栓塞,准备鱼精蛋白、生理盐水及抗过敏药。②回输时,前15min要慢,若无反应,则改滴速为100滴/min,一般30min内输完。最后余少量(约5ml)弃去,以免发生脂肪栓塞。严密观察患者反应,若出现皮疹、酱油色尿、腰部不适等立即停止。③每输入200～300ml骨髓血用一支鱼精蛋白从另一通道由静脉缓慢输入,中和骨髓血中的肝素。当骨髓血输完后补齐全部鱼精蛋白量,中和量为鱼精蛋白1mg中和125U肝素。

(2)外周血造血干细胞回输护理　①回输前准备好抗过敏药。②自体外周血造血干细胞回输前,将冷冻的造血干细胞在38～40℃水温中迅速解冻后经无滤网输液器快速回输。③异基因外周血造血干细胞于当天采集后立即回输,因采集时不用肝素抗凝,所以回输时也不用鱼精蛋白中和。④回输速度尽量快,以患者不出现心悸为标准,以免造成造血干细胞损失。⑤自体采集的造血干细胞解冻后,其悬液中含有二甲基亚酚,引起患者恶心、呕吐、暂时性高血压,个别患者出现房室传导阻滞。为预防上述现象,采用增加输液量的方法以保证足够的尿量,同时碱化尿液以利于二甲基亚酚的迅速排出。

(3)脐带血造血干细胞回输护理　脐带血回输量较少,一般为100ml左右,因此,要十分注意回输过程中勿出现漏液现象,同时密切注意患者心率变化,随时调整速度。

三、移植术后的护理

1. 预防感染　感染是最常见的并发症之一,也是移植成败的关键。移植早期,是感染危险期,感染率50%。细菌感染,尤以革兰阴性杆菌感染常见,常可致败血症,真菌感染可为真菌肺炎。移植中期,病毒感染为全身并发症,常见单纯疱疹、口腔炎、巨细胞病毒性肺炎。移植后期,感染与移植物抗宿主病有关,肺炎病毒感染多见。发生感染的主要原因有:①移植前大剂量化疗、放疗的预处理,损害机体正常组织,破坏机体天然屏障,使免疫力极度低下;②移植中使用免疫抑制剂,降低了移植物抗宿主反应强度;③留置中心静脉导管;④移植物抗宿主病(GVHD)。

(1)保持无菌环境　保证室内空气菌数<4个/m^3,室内一切物品严格消毒,控制入室人员,入室前做清洁和消毒处理,穿戴无菌洗手衣、裤、帽子、口罩、鞋等进入无菌层流室。

(2)患者护理　①皮肤护理:用煮沸后开水配置1∶2000氯己定液为患者擦澡,每日

2次。颈外静脉或锁骨下静脉置管处每周换药2次,待患者白细胞下降时增加换药次数。②泰利必妥眼药水滴眼,氧氟沙星液滴耳、滴鼻。③根据口腔pH值测定酌情选定漱口液,选用其中一种或两种于进餐前后或交替漱口。④用1∶2000氯己定液便后、睡前坐浴,保持肛周及外阴清洁,女性患者月经期间增加外阴冲洗次数。⑤患者的食物均需加工煮熟后再经微波炉消毒5min达到无菌才能进食。⑥指导患者勿抠鼻孔,勿用牙签剔牙,不用指甲搔抓皮肤等。

（3）指导患者活动　当患者血小板在$20×10^9$/L以上时,应多下床活动(室内散步或活动四肢)。卧床时,勤翻身及适当地活动四肢。其中要加强扩胸运动,促进呼吸道分泌物排出,避免发生肺部感染。

（4）病情观察　①详细记录出入量,测生命体征,观察患者排泄物量、色、性状改变,并及时处理,必要时做血、尿、粪以及分泌物细菌学培养和药敏试验,利于选择有效抗生素。②注意观察患者有无干咳、突发性呼吸困难、发绀等间质性肺炎表现。及时给予吸氧,监测血氧饱和度。③观察皮肤有无皮疹、皮肤巩膜黄染、厌食、右上腹痛、腹泻、肝大、腹水等肝功能损坏、肝静脉闭塞综合征表现,一般发生时间为移植后15天。及时应用凯时、前列腺素E_1等预防治疗。每日监测体重、腹围,并详细记录。

2. 出血防护　每日监测血小板计数,观察有无出血倾向。参见血液及造血系统疾病常见症状体征护理相关内容。是异基因HSCT术后最严重的并发症。

3. 移植物抗宿主病(GVHD)防护　植入的供者造血干细胞含有免疫活动性(主要为T细胞)与患者的白细胞或组织细胞发生免疫反应,可导致组织损伤,称为GVHD。急性GVHD发生在移植后100天内发生,在10天内发生的又称为超急性GVHD,主要表现广泛性斑丘疹、皮疹、腹泻、肝功能异常等。100天后出现则为慢性GVHD,临床表现类似自身免疫性表现,如局限性或全身性硬皮病、皮肌炎、面部皮疹、干燥综合征、关节炎、闭塞性支气管炎、胆管变性和胆汁瘀积等。发生GVHD后治疗常较困难,死亡率高,应密切观察及时作相应护理。

急性GVHD的首选药物为甲泼尼龙。为预防GVHD的发生,其护理要点如下:①环孢素和甲氨蝶呤是预防急性GVHD的主要药物,慢性GVHD主要采用大剂量肾上腺皮质激素和小剂量免疫抑制剂治疗,易诱发消化道出血、感染发生,故应观察患者大便的颜色,体温有无升高;②血液制品血液制品需用X射线10～30Gy照射后才输注,以免带入免疫活性细胞。此外,尽可能输注去白细胞的成分血液。③按医嘱使用抗胸腺免疫球蛋白或抗淋巴细胞球蛋白时,应注意观察患者有无变态反应等。

4. 化疗药不良反应防护　参见白血病患者的护理。

5. 心理护理　虽然患者及家属在治疗前有一定的思想准备,但对治疗中可能出现的并发症仍产生恐惧心理,造成失眠、多虑等。此外,由于无菌层流室与外界基本隔绝,空间小,娱乐工具少,患者易产生孤独感。多与患者谈心,及时了解其心理状态,介绍造血干细胞移植的常识,使患者有安全感。根据患者的文化水平及兴趣将高压灭菌处理的书籍放置床头供随意阅读;利用对讲机让家属与患者直接对话及问候,患者根据爱好

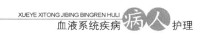
收看电视节目,增加生活情趣,以最佳心理状态主动配合治疗。

6. 指导患者及家属出院后预防感染的措施　避免接触患病的人和家畜及其分泌物;避免去人多聚集的地方;注意保暖,防感冒;注意饮食卫生,不食隔夜食物;注意口腔和皮肤护理,勤洗澡、更衣,保持大便通畅,每次便后用 1∶5000 高锰酸钾坐浴。按时复查,若有不适及时就诊。

(岑朝蕾　曹小萍)

第三节　临床常见中心静脉置管方法及护理

DAORU QINGJING
导入情景

情景描述:

　　患者李某,女,34 岁。因"发热、皮肤瘀斑 20 余天"入院。

　　患者于 2015 年 9 月 12 日出现发热,体温最高 39℃,伴有双下肢瘀斑、头晕、乏力。经过 5 天的青霉素等药物治疗,症状无缓解。收住入院。查体:体温 38.6℃,皮肤、黏膜苍白,全身散在片状瘀斑,颈部淋巴结肿大,胸骨有压痛。双肺底可闻及啰音。肝肋下 3cm,脾肋下 4cm 可触及。

　　入院后诊断:急性淋巴细胞白血病。医嘱予化疗。今上午决定完成中心静脉置管。

　　若你是当班护士,请问:

　　1. 如何进行中心静脉置管?

　　2. 置管后该如何护理?

　　目前临床常用的中心静脉置管术有植入性静脉输液港(implantable venous access port,PORT)、经外周静脉置入中心静脉导管(peripherally inserted central catheters,PICC)、中心静脉导管(central venous catheters,CVC)(包括经颈内静脉、锁骨下静脉、股静脉等不同静脉穿刺)。

【适应证】

　　1. 长期静脉输液>7 天的患者。

　　2. 周围静脉通路建立困难。

　　3. 输注刺激性药物,如肠外营养、化疗等。

【并发症】

　　1. 机械性并发症,如静脉炎、误伤动脉等。

　　2. 感染性并发症。

　　3. 血栓性并发症。

【置管方法】

(一)颈内静脉穿刺置管术

1. 准备物品　无菌手套 1 副、消毒棉签 1 罐、5ml 注射器、生理盐水、1％利多卡因、肝素帽、敷贴、深静脉导管 1 套、专用的深静脉穿刺包

2. 步骤

(1)患者取仰卧、头低位 15°,头后仰并转向对侧,必要时肩部垫高。

(2)常规消毒皮肤、铺巾,穿刺点用 1％利多卡因局部麻醉。

(3)先用细针试穿,探明位置、方法和深度,边进针边抽,并保持一定的负压,进入血管确定为静脉血后,改用穿刺针穿刺,进针方法同前一样,再次进入静脉后在回抽血液很通畅时,固定穿刺的位置。

(4)经穿刺针插入导引钢丝,退出穿刺针。

(5)将导管顺着导引钢丝置入血管中,捻转前进至适当深度(一般导管插入深度为 11～15cm);再退出导引钢丝。

(6)用装有生理盐水的注射器抽吸回血后,向管内注入 2～3ml 肝素盐水,锁定卡板,取下注射器,拧上肝素帽。

(7)将导管固定片固定在接近穿刺点处,用敷贴固定。

(二)经外周静脉置入中心静脉置管术(PICC)

1. 用物准备

(1)PICC 穿刺包(包括治疗巾 1 块、洞巾 1 块、止血钳 1 把、剪刀 1 把、治疗碗 1 个、碗盘 1 个、大棉球 6 个、纱布 2 块、无菌手套 2 付、无菌透明敷料贴膜 1 张)、无菌生理盐水、20ml 注射器 2 个、PICC 导管、输液接头。

(2)其他物品　尺、止血带、胶布、弹力绷带、口罩、75％酒精、5％PVP 碘、1％利多卡因。

2. 操作过程

(1)核对确认置管医嘱,向患者说明置管操作过程、导管的维护、可能发生的并发症、费用,取得患者知情同意。

(2)选择最佳静脉,准备用物,安置患者体位(平卧位),手臂外展 90°,测量置管长度(从预穿刺点沿静脉走向测量至右胸锁关节再向下至第三肋间)、上臂臂围(尺骨鹰嘴上方 10cm 处)。

(3)消毒穿刺侧手臂(以预穿刺点为中心整臂消毒,3 遍酒精,3 遍 PVP 碘),穿无菌手术衣,戴无菌手套,铺无菌巾及洞巾,建立最大无菌区。让助手将所需无菌物品“置入”无菌区,用生理盐水预冲导管及配件。

(4)扎止血带,嘱患者握拳,用 1％利多卡因行局部浸润麻醉。

(5)取下穿刺针外保护套,绷紧皮肤,与皮肤呈 15°～30°实施穿刺,确认回血即降低穿刺角度,再进针少许,确保穿刺针的外鞘也进入血管,然后将穿刺针的外鞘轻柔送入静脉。

(6)松止血带,嘱患者松拳。左手中指可按压外鞘上端静脉,以减少出血,然后退出

穿刺针的钢针部分。在穿刺鞘下方垫一块无菌纱布。用无齿镊轻夹导管,将导管匀速轻柔送入静脉至所需刻度,退出外鞘。

(7)抽回血,见回血后立即脉冲式冲管,撤导丝。穿刺点刻度外 5cm 处剪管将导管与连接器进行连接,并做牵拉试验,确保连接紧密。预冲肝素帽,与导管相连接,进行脉冲式冲管和正压封管。

(8)清除穿刺点的血迹。在穿刺点上方放置无菌小纱布,用无菌透明贴膜固定导管,嘱患者按压局部 5～10min。

【置管后护理】

1.PICC 置管后需每周进行导管维护一次,包括更换敷贴、肝素帽,冲洗导管;输液前后均应用＞10ml 的生理盐水冲管。

2.平时日常生活可自理,不宜做肩关节大幅度甩手运动及避免置管侧手臂提重物,以不超过 2.5kg 的重量为宜。

3.平时注意观察穿刺点情况及体外导管内有无回血,如有不适及时与医生、护士取得联系。穿刺点 1～2 周内小部分患者会存在少量渗血现象,不必紧张,如渗血多可局部加压及更换敷贴。

4.导管维护需由经过培训的医务人员进行,不可擅自执行。

(岑朝蕾　孙孝君)

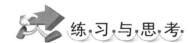 练·习·与·思·考·

选择题

1.下列哪一个不是进行骨髓穿刺术的目的　　　　　　　　　　　　　　　　　（　　）

    A.血细胞形态学检查　　　　　　　　B.血培养

    C.细胞遗传学分析　　　　　　　　　D.协助临床诊断

    E.观察疗效

2.下列哪一个不是骨髓穿刺术的部位　　　　　　　　　　　　　　　　　　（　　）

    A.髂前上棘　　　　　　B.髂后上棘　　　　　　　　C.胸骨柄穿刺点

    D.腰椎棘突　　　　　　E.坐骨结节

3.下列造血干细胞移植术后患者最常见的并发症是　　　　　　　　　　　　（　　）

    A.肺炎　　　　　　　　　　　　　B. 全身性硬皮病

    C.皮肌炎　　　　　　　　　　　　D.面部皮疹

    E.干燥综合征

4.PICC 置管后输液前后冲管需要用　　　　　　　　　　　　　　　　　　（　　）

    A.＞10ml 生理盐水　　　　　　　　B.＞15ml 生理盐水

    C.＞20ml 生理盐水　　　　　　　　D.＞10ml 肝素稀释液

    E.＞15ml 肝素稀释液

5. PICC 置管后患者不宜做的活动是 （　　）
    A. 置管侧手臂提 1kg 的重物　　　　　B. 置管侧手臂提 1.5kg 的重物
    C. 置管侧手臂提 2kg 的重物　　　　　D. 肩关节大幅度甩手运动
    E. 肘关节大幅度弯曲运动

参考答案

第一章 血液

(一)选择题

1. C   2. D   3. B   4. B   5. B   6. B   7. A   8. C   9. B   10. A
11. B   12. B   13. C   14. D   15. D   16. D   17. D   18. A   19. B   20. A
21. D   22. B   23. C   24. C   25. A   26. B   27. C

第二章 作用于血液及造血系统的药物

(一)选择题

1. B   2. C   3. D   4. E   5. B   6. D   7. E   8. C   9. C   10. C
11. D   12. E   13. E   14. A   15. E   16. E   17. D   18. A   19. C   20. D
21. D   22. E   23. D   24. C   25. B   26. E   27. E   28. D   29. B   30. C

第三章 血液系统疾病患者的护理

第一节 血液系统常见症状与体征的护理

(一)选择题

1. A   2. B   3. B   4. C   5. B   6. A

第二节 贫血患者的护理

(一)选择题

1. B   2. C   3. E   4. E   5. A   6. C   7. C   8. E   9. C   10. D
11. B   12. B   13. C   14. A   15. C   16. A   17. B   18. A   19. B   20. A
21. C   22. E   23. A

第三节 白血病患者的护理

(一)选择题

1. C   2. D   3. B   4. B   5. E   6. C   7. A   8. D   9. C   10. A
11. C   12. D   13. A   14. B   15. A   16. B   17. E   18. C   19. E   20. A
21. D   22. A   23. D   24. C   25. B

第四节　淋巴瘤患者的护理

（一）选择题

1. D　　2. C　　3. C　　4. D　　5. D　　6. E　　7. A　　8. D　　9. E　　10. D

11. D　　12. B

第五节　出血性疾病患者的护理

（一）选择题

1. B　　2. E　　3. D　　4. C　　5. A　　6. B　　7. E　　8. D　　9. D　　10. A

11. A　　12. E　　13. E　　14. C　　15. C　　16. C　　17. E　　18. B　　19. A

第六节　弥漫性血管内凝血患者的护理

（一）选择题

1. C　　2. D　　3. E　　4. B　　5. D　　6. D　　7. E　　8. C　　9. C　　10. A

第四章　常见血液系统诊疗技术及护理

（一）选择题

1. B　　2. E　　3. A　　4. A　　5. D

参考文献

［1］邹仲之,李继承.组织学与胚胎学.第7版.北京:人民卫生出版社,2012

［2］贺耀德,况炜.人体机能学基础理论与实训.北京:人民军医出版社,2011

［3］姚泰.生理学.第6版.北京:人民卫生出版社,2004

［4］杜友爱.生理学.第2版.杭州:浙江科学技术出版社,2004

［5］宋前流,陈群.用药护理.第2版.北京:人民军医出版社,2014

［6］杨宝峰.药理学.第8版.北京:人民卫生出版社,2013

［7］张之南,郝玉书,赵永强,王建祥.血液病.第2版.北京:人民卫生出版社,2011

［8］中华医学会.临床诊疗指南·血液学分册.北京:人民卫生出版社,2006

［9］尤黎明,吴瑛.内科护理学.第5版.北京:人民卫生出版社,2013